Thoraxdrainagen

Thomas Kiefer
Hrsg.

Thoraxdrainagen

Mit 94 Abbildungen

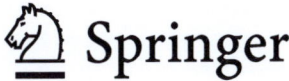

Herausgeber
Thomas Kiefer
Klinik für Thoraxchirurgie, Klinikum Konstanz
Konstanz
Baden-Württemberg
Deutschland

ISBN 978-3-662-49739-5   ISBN 978-3-662-49740-1   (ebook)
DOI 10.1007/978-3-662-49740-1

Die Deutsche Nationalbibliothek verzeichnet diese Publikation in der Deutschen Nationalbibliografie; detaillierte bibliografische Daten sind im Internet über http://dnb.d-nb.de abrufbar.

Springer
© Springer-Verlag Berlin Heidelberg 2016
Das Werk einschließlich aller seiner Teile ist urheberrechtlich geschützt. Jede Verwertung, die nicht ausdrücklich vom Urheberrechtsgesetz zugelassen ist, bedarf der vorherigen Zustimmung des Verlags. Das gilt insbesondere für Vervielfältigungen, Bearbeitungen, Übersetzungen, Mikroverfilmungen und die Einspeicherung und Verarbeitung in elektronischen Systemen.
Die Wiedergabe von Gebrauchsnamen, Handelsnamen, Warenbezeichnungen usw. in diesem Werk berechtigt auch ohne besondere Kennzeichnung nicht zu der Annahme, dass solche Namen im Sinne der Warenzeichen- und Markenschutz-Gesetzgebung als frei zu betrachten wären und daher von jedermann benutzt werden dürften.
Der Verlag, die Autoren und die Herausgeber gehen davon aus, dass die Angaben und Informationen in diesem Werk zum Zeitpunkt der Veröffentlichung vollständig und korrekt sind. Weder der Verlag, noch die Autoren oder die Herausgeber übernehmen, ausdrücklich oder implizit, Gewähr für den Inhalt des Werkes, etwaige Fehler oder Äußerungen.

Umschlaggestaltung: deblik Berlin
Fotonachweis Umschlag: © Fotograf / Agentur.com

Springer ist Teil von Springer Nature
Die eingetragene Gesellschaft ist Springer-Verlag GmbH Berlin Heidelberg

Für Gerlinde und Julia

Vorwort

Dieses Buch richtet sich an alle Berufsgruppen, die mit Thoraxdrainagen in Berührung kommen, nicht nur an Ärzte jedweder Fachrichtung, sondern auch an die Pflegenden. Ich bin der Meinung, dass – bis auf wenige Ausnahmen – jeder, der in der somatischen Akut- und Notfallmedizin arbeitet, den Umgang mit Thoraxdrainagen beherrschen sollte!

Dies ist deshalb so wichtig, weil die falsche Handhabung von Thoraxdrainagen, ganz gleich ob bei der Platzierung oder später im Handling, bei nicht sachgemäßem Umgang dem Patienten schaden, ja im Extremfall sogar sein Leben gefährden kann.

Bisher gibt es meines Wissens kein derartig umfangreiches Buch zu diesem Thema, das alle Themen – von der Anatomie bis zur Schmerz- und Physiotherapie – umfassend darstellt. Deshalb bin ich dem Springer-Verlag sehr dankbar, dass er dieses Projekt ermöglicht hat. Danken möchte ich aber auch allen Koautoren, die mit Ihrer disziplinierten und kooperativen Arbeitsweise dazu beigetragen haben, dieses Buch in der vorliegenden Qualität fristgerecht zu erarbeiten.

Demjenigen, der das Buch komplett liest, wird auffallen, dass es von Kapitel zu Kapitel immer wieder zu Wiederholungen bzw. Überschneidungen kommt. Das ist gewollt! Zum einen kann es didaktisch hilfreich sein, zum anderen wird der Erfahrene sich womöglich nur die Kapitel heraussuchen, die für ihn wichtig oder interessant erscheinen.

Für Kritik und Anregungen bin ich offen und dankbar – sie können eine zweite Ausgabe nur noch besser machen!

Thomas Kiefer
Konstanz, im September 2016

Die Original-Version der Buch-Titelei wurde korrigiert.
Ein Erratum finden Sie unter 10.1007/978-3-662-49740-1_13

Inhaltsverzeichnis

1	**Anatomie der Brustwand und der Pleura** 1	
	P. Ehrhardt	
2	**Physiologie und Pathophysiologie der Pleura** 13	
	S. Cafarotti, A. Condoluci, R. Inderbitzi	
3	**Indikationen für Drainierungen des Thorax** 21	
	C Kugler	
4	**Drainagearten und -katheter** 39	
	E. Hecker	
5	**Verschiedene Drainagesysteme und -philosophien** 47	
	T. Kiefer	
6	**Legen einer Thoraxdrainage – praktisches Vorgehen** 59	
	T. Kiefer	
7	**Komplikationen beim Legen und im Umgang mit Thoraxdrainagen** 69	
	J. Volmerig	
8	**Pflege von Patienten mit einer Thoraxdrainage** 83	
	F. Graeb	
9	**Management des Pleuraspalts – Handhabung von Thoraxdrainagen und Drainagesystemen** 95	
	T. Kiefer	
10	**Schmerztherapie bei liegender Thoraxdrainage** 107	
	D. Mergner	
11	**Physiotherapie bei Drainagepatienten** 113	
	K. Süss	
12	**Entfernen einer Thoraxdrainage – praktisches Vorgehen** 119	
	T. Kiefer	
13	**Erratum** E1	
	Serviceteil 123	
	Stichwortverzeichnis 124	

Autorenverzeichnis

Cafarotti Stefano, Dr. med.
Chirurgia toracica EOC
Ospedale San Giovanni
Vicolo Cracco 8
6500 Bellinzona
stefano.cafarotti@eoc.ch

Condoluci Adalgisa
Chirurgia toracica EOC
Ospedale San Giovanni
Vicolo Cracco 8
6500 Bellinzona
Adalgisa.Condoluci@eoc.ch

Ehrhardt Peter, Dr. med.
Klinik für Unfallchirurgie, Orthopädie und Handchirurgie
Klinikum Konstanz
Luisenstraße 7
78464 Konstanz
peter.ehrhardt@glkn.de

Graeb Fabian, B.A. Pflegepädagogik
Interdisziplinäre Intensivstation
Karl-Olga-Krankenhaus
Hackstraße 61
70190 Stuttgart
Fabian.Graeb@googlemail.com

Hecker Erich, Dr. med. Dipl.-Oec.
Klinik für Thoraxchirurgie
Ev. Krankenhausgemeinschaft Herne, Castrop-Rauxel gGmbH
Hordeler Straße 7–9
44651 Herne
e.hecker@evk-herne.de

Inderbitzi Rolf, PD Dr. med.
Chirurgia toracica EOC
Ospedale San Giovanni
6500 Bellinzona
Rolf.Inderbitzi@eoc.ch

Kiefer Thomas, Dr. med.
Klinik für Thoraxchirurgie
Lungenzentrum Bodensee, Klinikum Konstanz
Luisenstraße 7
78464 Konstanz
Thomas.Kiefer@glkn.de

Kugler Christian, Dr. med.
Klinik für Thoraxchirurgie
LungenClinic Grosshansdorf GmbH
Wöhrendamm 80
22927 Großhansdorf
c.kugler@lungenclinic.de

Mergner Dana, Dr. med.
Klinik für Anästhesiologie und operative Intensivmedizin
Klinikum Konstanz
Luisenstraße 7
78464 Konstanz
Dana.Mergner@glkn.de

Süss Kathrin
Asklepios Fachkliniken München-Gauting
Robert-Koch-Allee 2
82131 Gauting
k.suess@asklepios.com

Volmerig Jan, Dr. med.
Klinik für Thoraxchirurgie
Ev. Krankenhausgemeinschaft Herne, Castrop-Rauxel gGmbH
Hordeler Straße 7–9
44651 Herne
j.volmerig@evk-herne.de

Anatomie der Brustwand und der Pleura

P. Ehrhardt

1.1 Einleitung – 2

1.2 Aufbau und Begrenzung der Brustwand – 2

1.3 Knöcherne Bestandteile und Gelenkverbindungen – 2

1.4 Muskulatur der Brustwand und Atemmuskeln – 5

1.5 Topographie der Pleurahöhlen – 7

1.6 Schichten der Brustwand – 10

1.7 Nerven- und Blutversorgung – 11

Literatur – 12

© Springer-Verlag Berlin Heidelberg 2016
T. Kiefer (Hrsg.), *Thoraxdrainagen*,
DOI 10.1007/978-3-662-49740-1_1

1.1 Einleitung

Die Brustwand bildet die äußere Hülle des Thorax und schützt die im Brustkorb liegenden Organe. Durch ihre Beweglichkeit und ihren Wandaufbau vermittelt die Brustwand die Funktion der Atmung. Es gilt hier, einen gasförmigen Inhalt in seinem Volumen zu variieren. Bei der Inspiration wird das intrathorakale Volumen vergrößert, bei der Exspiration wird es verringert. Somit wird im Brustkorb ein Unter- bzw. Überdruck erzeugt, da bei Gasen das Produkt aus Druck und Volumen nach dem Gesetz von Boyle-Mariotte konstant bleibt.

Daher ist die Brustwand als Käfig mit verstellbaren Stäben gebaut. Der Raum zwischen den Käfigstäben entspricht dem Interkostalraum. Er muss luftdicht verschlossen und druckstabil sein. Zugleich muss die Beweglichkeit des Käfigs auf dessen Inhalt, die Lunge, übertragen werden. Dies wird über den Pleuraspalt ermöglicht, der mit seinen beiden Blättern sowohl als Gleitschicht fungiert als auch die Adhäsion der Lunge an der Brustwand gewährleistet.

1.2 Aufbau und Begrenzung der Brustwand

Die vordere Thoraxwand wird durch das Brustbein (Sternum) und die Knorpel der Rippen 1–10 gebildet, die hintere Begrenzung besteht aus den 12 Brustwirbeln und den dorsalen Anteilen der 12 Rippenpaare. Nach lateral hin wird der Brustkorb durch die Rippenkörper der Rippen 1–12 begrenzt.

Die obere Thoraxöffnung (Thoraxapertur) wird vom 1. Rippenpaar, dem 1. Brustwirbelkörper und dem oberen Sternalrand gebildet und stellt mit den hier verlaufenden Gefäß-Nerven-Straßen, Ösophagus und Trachea eine offene Begrenzung dar.

Die untere Thoraxapertur ist deutlich weiter und wird vom Rippenbogen, den freien Rippen und dem Brustbein gebildet. Aus den beiden Rippenbögen entsteht ein nach kaudal offener Winkel, der Angulus infrasternalis (epigastrischer Winkel). Dieser ist von Alter, Geschlecht und Körperbau abhängig. Er ist bei Kleinkindern und Frauen typischerweise größer als bei Männern (70°).

Das Zwerchfell (Diaphragma) verschließt die untere Thoraxapertur und wird durch den Unterdruck im Pleuraspalt kuppelartig nach kranial gesaugt.

Der Raum zwischen den benachbarten Rippen (Interkostalraum) wird durch Bänder und Muskeln verfestigt, was ein Einsinken während der Inspiration verhindert. Diese Gesamtkonstruktion wird als Brustwand bezeichnet.

Auf der Körperoberfläche lassen sich im Bereich des Thorax anatomische Regionen abgrenzen:
- ventral: Regio pectoralis/mammaria, Regio infraclavicularis, Regio parasternalis, Regio hypchondriaca,
- lateral: Regio axillaris,
- dorsal: Regio suprascapularis, Regios scapularis, Regio infrascapularis.

> Zur anatomischen Orientierung bei der Untersuchung oder bei therapeutischen Maßnahmen werden folgende Hilfslinien verwendet (Abb. 1.1 u. Abb. 1.8):
> - Linea sternalis
> - Linea parasternalis
> - Linea medioclavicularis (MCL)
> - Linea axillaris anterior, media, posterior
> - Linea scapularis
> - Linea paravertebralis

Zur Höhenlokalisation der Rippen und der Interkostalräume werden tastbare Knochenpunkte herangezogen.

> Der Übergang zwischen Corpus und Manubrium sterni, der Angulus sterni (Ludovici), springt deutlich hervor, neben ihm liegt die 2. Rippe. Die 1. Rippe ist wegen der Überlagerung durch die Klavikula nicht tastbar. Von der 2. Rippe aus kann nach unten abgezählt werden.

1.3 Knöcherne Bestandteile und Gelenkverbindungen

Das Brustbein besteht aus dem Manubrium, dem Corpus sowie dem nach unten spitz auslaufenden Schwertfortsatz, dem Processus xiphoideus. Am

1.3 · Knöcherne Bestandteile und Gelenkverbindungen

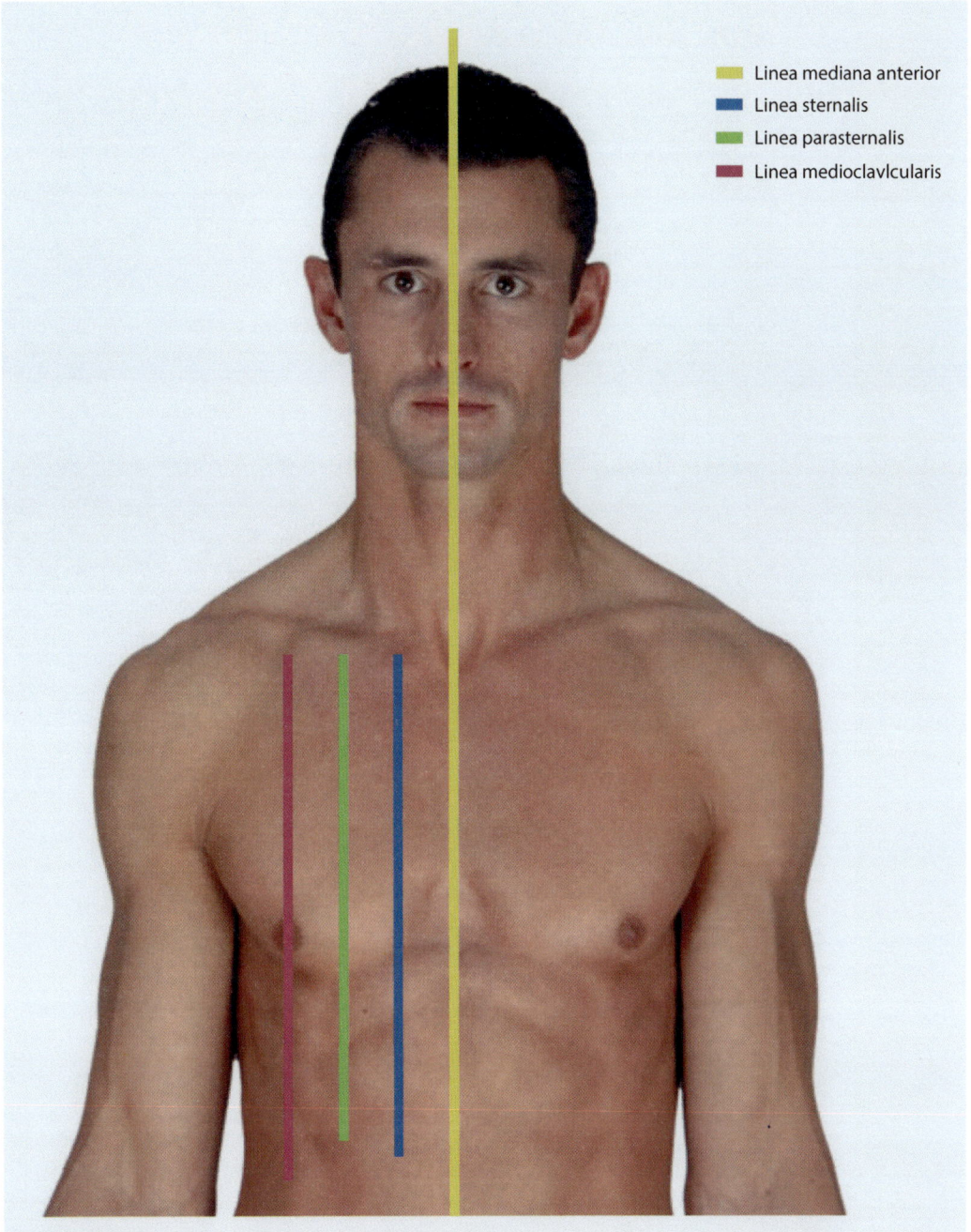

Abb. 1.1 Orientierungslinien auf der vorderen Brustwand. (Aus Tillmann 2010)

Kapitel 1 · Anatomie der Brustwand und der Pleura

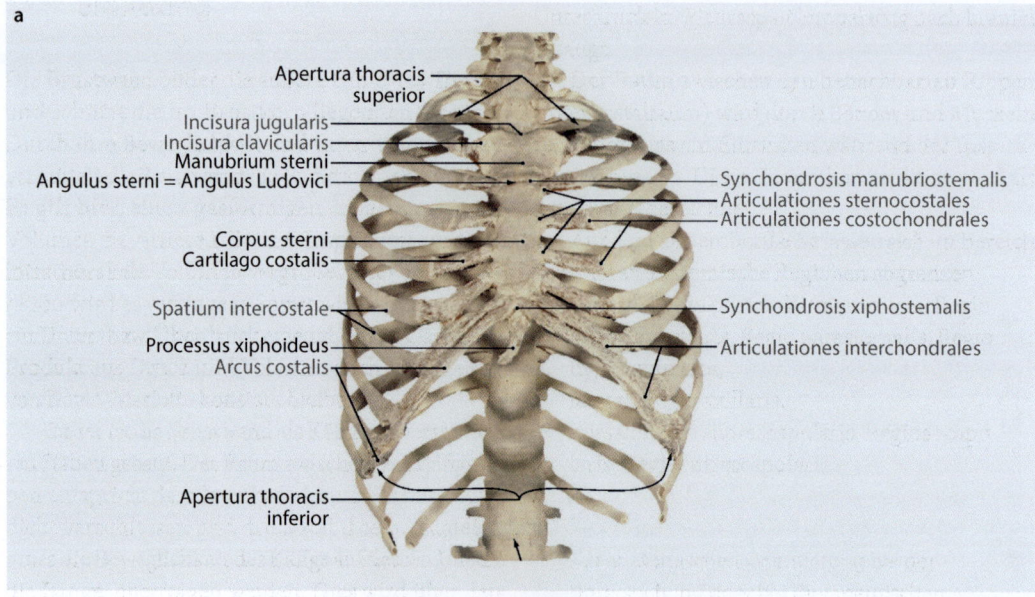

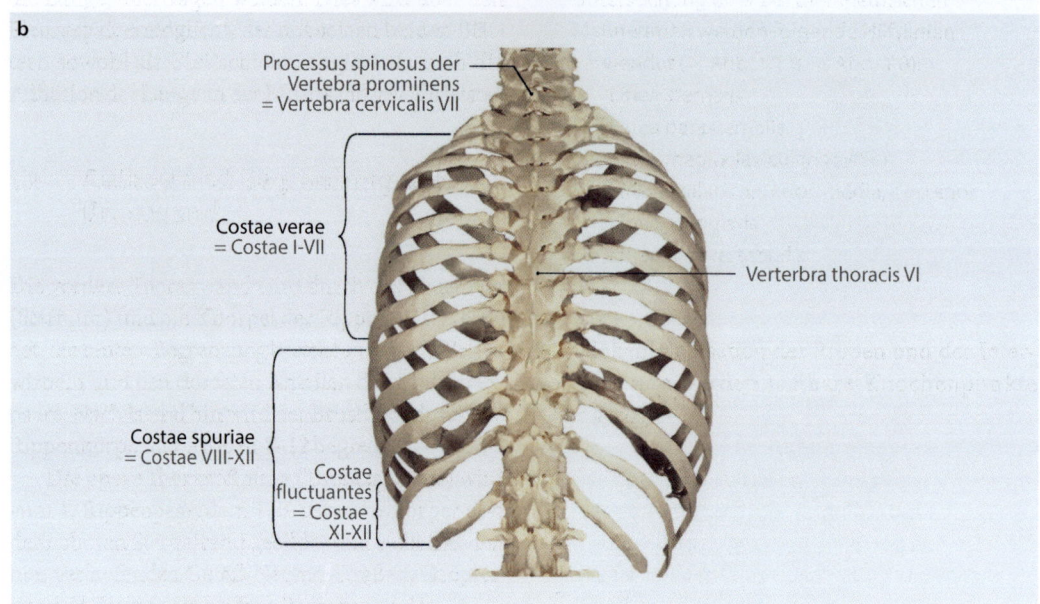

Abb. 1.2 Knöcherner Brustkorb: **a** Ansicht von ventral, **b** Ansicht von dorsal. (Aus Tillmann 2005)

Manubrium liegen seitlich die Gelenkverbindungen zu den beiden Schlüsselbeinen sowie die Knorpelverbindung zur 1. Rippe (Synchondrose). Die 2.–7. Rippen artikulieren dann seitlich am Brustbeinkörper (Corpus sterni). Der Schwertfortsatz trägt keine Rippen.

Grundsätzlich gibt es beim Menschen wie bei anderen Wirbeltieren an allen Wirbelkörpern Rippenanlagen. Ein Teil davon wird rudimentär und verschmilzt in Form von Rippenstummeln mit den Wirbelkörpern. Es verbleiben 12 Rippenpaare als Brustrippen.

Die Rippen werden unterteilt in echte Rippen (Costae verae, 1–7) mit gelenkiger Verbindung zum Sternum, falsche Rippen (Costae spuriae, 8–10) mit knorpeliger Verbindung zum Rippenbogen (Arcus costalis) und fliehende Rippen (Costae fluctuantes, 11–12) mit freien Endigungen. Die 12. Rippe ist variabel ausgeprägt und kann auch ganz fehlen.

Der Rippenkopf (Caput costae) liegt gelenkig den Wirbelkörpern seitlich an, eine zweite Gelenkverbindung zu den Querfortsätzen der Wirbelkörper besteht am Rippenhöcker (Tuberculum costae). Dazwischen liegt der Rippenhals, in dessen Längsrichtung die Bewegungsachse der Rippen verläuft. Nach dem Rippenhals setzt sich die Rippe im Rippenkörper (Collum costae) fort, um schließlich am Rippenwinkel (Angulus costae) nach vorn umzubiegen. Nach vorne hin gehen alle knöchernen Rippen in den Rippenknorpel über, der die elastische Verbindung zum Brustbein herstellt (◘ Abb. 1.2).

Somit bewegen sich die Rippen um die Bewegungsachse entlang des Rippenhalses bei der Inspiration nach oben bzw. bei der Exspiration nach unten und vergrößern oder verkleinern so den Inhalt des Thorax in sagittaler und transversaler Richtung. Die Beweglichkeit des Brustkorbs wird also durch die Wirbel-Rippen-Gelenke und die Elastizität des vorderen, knorpeligen Anteils am Rippenbogen gewährleistet.

Der kostosternale Komplex bewegt sich nach kranioventral (sagittale Erweiterung); dieser Atemmechanismus wird als Brustbein-Rippen-Mechanismus bzw. Pumpschwengel-Bewegung bezeichnet. Die unteren Rippen bewegen sich nach kraniolateral und vergrößern den Thorax in transversaler Richtung; dieser Atemmechanismus wird als Rippen-Zwerchfell-Mechanismus bzw. Eimerhenkel-Bewegung bezeichnet (◘ Abb. 1.3).

Am unteren Rand der Rippeninnenfläche verläuft der Sulcus costae, hier ziehen Interkostalgefäße und -nerven entlang, und an seinen Rändern sind die Interkostalmuskeln angeheftet (◘ Abb. 1.9).

1.4 Muskulatur der Brustwand und Atemmuskeln

Die Lungen selbst besitzen keine kontraktilen Elemente, für den Vorgang der Atmung sind somit Atemmuskeln erforderlich. Zudem prägen weitere oberflächliche Muskeln die Kontur der Thoraxwand und bieten so wichtige Orientierungspunkte am Brustkorb.

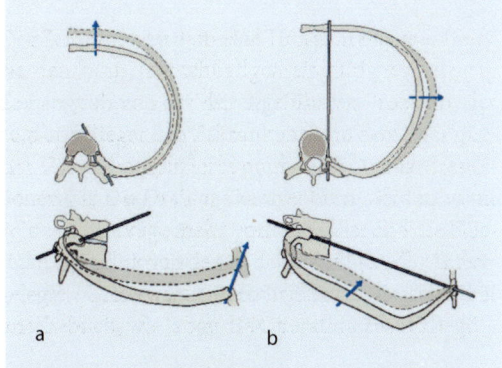

◘ Abb. 1.3 Bewegungsachse der Rippen bei den Atembewegungen. Bei der Inspiration expandiert der Thorax dreidimensional, wodurch sich sagittaler (nach ventral), longitudinaler (nach kranial) und transversaler (nach lateral) Thoraxdurchmesser vergrößern. a Pumpschwengel-Bewegung der sternalen Rippen. b Eimerhenkel-Bewegung der unteren Rippen. (Aus van Gestel u. Teschler 2010, mod. nach DeTurk 2004)

Von oben her wird der Brustkorb von den drei treppenartig angeordneten Mm. scaleni gehalten, den Zwischenrippenmuskeln des Halses. Ursprung sind die Querfortsätze der Halswirbelkörper (HWK) 1–7, Ansatz die erste und zweite Rippe. Funktion ist die Ventralflexion der Halswirbelsäule (HWS) sowie die Hebung der Rippen bei der Inspiration (◘ Abb. 1.4).

Der M. pectoralis major überlagert fächerförmig die obere seitliche Hälfte der Brustwand und bildet deren Oberflächenkontur. Er hat seinen Ursprung an der medialen Clavicula, dem Sternum, den oberen 5–7 Rippenknorpeln sowie der Rektusscheide und setzt am Tuberculum majus humeri an. Der untere Rand dieses großen Muskels formt die vordere Achselfalte. Der M. pectoralis major bewirkt eine kräftige Adduktion und Innenrotation des Armes, außerdem wirken seine kaudalen Anteile auch als Atemhilfsmuskel.

Der M. pectoralis minor ist vollständig vom großen Brustmuskel bedeckt. Er entspringt von der 3. bis 5. Rippe und zieht schräg aufwärts zu seinem Ansatz am Proc. coracoideus. Er zieht die Schulter nach vorne/abwärts oder hebt den Thorax als Atemhilfsmuskel (◘ Abb. 1.5).

Zwischen den Rippen verlaufen in zwei Schichten kurze Muskelzüge mit unterschiedlicher

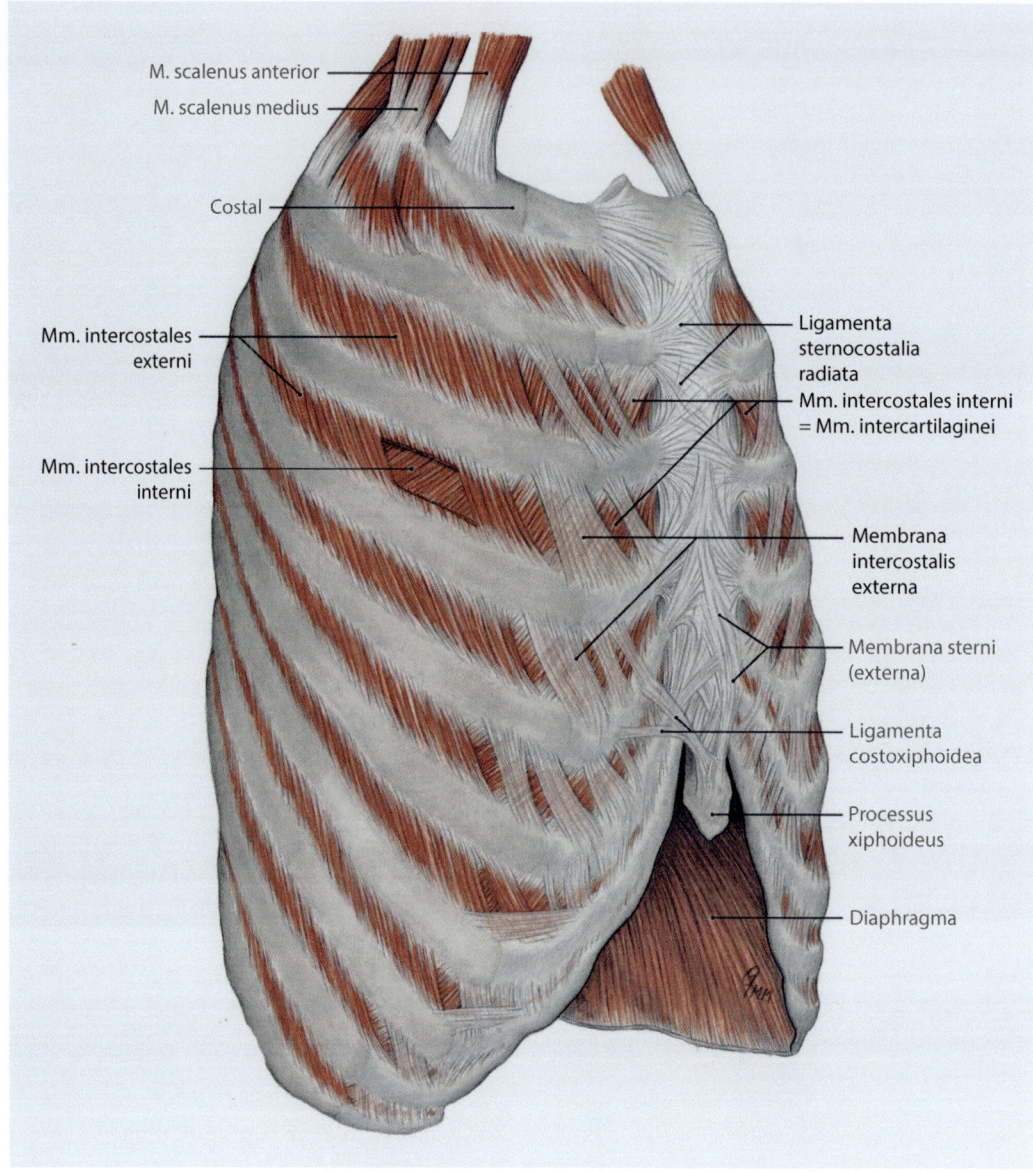

Abb. 1.4 Muskeln der Brustwand, Ansicht von vorne-seitlich. (Aus Tillmann 2005)

Ausrichtung, die Zwischenrippenmuskeln. Oberflächlich liegen die Mm. intercostales externi, die von seitlich oben nach mittig unten verlaufen. Ursprung ist der Rippenunterrand, und der Ansatz liegt am oberen Rand der nächsttieferen Rippe. Die tiefer liegenden Mm. intercostales interni ziehen von mittig oben nach seitlich unten, haben ihren Ursprung am Rippenoberrand und ihren Ansatz am unteren Rand der nächsthöheren Rippe. Beide Muskelgruppen verspannen den Thorax und dichten den „Brustwandkäfig" ab. Die äußeren Zwischenrippenmuskeln heben den Brustkorb (Inspiration), die inneren senken die Rippen (verstärkte Exspiration).

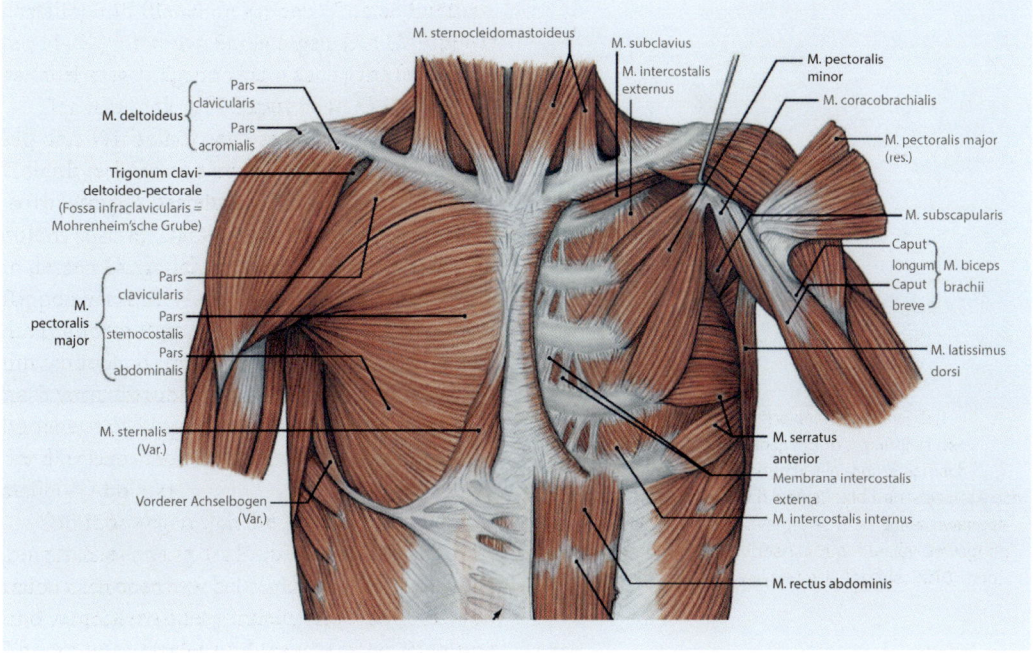

Abb. 1.5 Muskeln der vorderen Rumpfwand. (Aus Tillmann 2005)

Durch einen bindegewebigen Spaltraum, in dem die Interkostalgefäße und der N. intercostalis verlaufen, sind von den Mm. intercostales interni die Mm. intercostales intimi abgetrennt. Sie entsprechen diesen in der Verlaufsrichtung der Fasern. Faserzüge der Mm. intercostales interni, die 1–2 Rippen überspringen und so längere Muskelplatten bilden, werden als Mm. subcostales bezeichnet.

Quere oder schräge Muskelzacken, die von der Innenfläche des Brustbeins aus zu den Rippen divergieren, werden als M. transversus thoracis zusammengefasst (Abb. 1.6).

Die untere muskuläre Begrenzung des Brustkorbes bildet das Zwerchfell (Diaphragma), das seinen Ursprung entlang der unteren Thoraxapertur sowie an den Lendenwirbelkörpern (LWK) 1–4 nimmt. Das Zwerchfell ist eine 3–5 mm dicke, kuppelförmige, muskulös-sehnige Platte und stellt flächenmäßig den größten Muskel im menschlichen Körper dar. Durch den Zug der elastischen Fasern der Lunge, der sich über den Pleuraspalt auf das Zwerchfell überträgt, wird dieses kranialwärts hochgezogen, wobei die rechte Zwerchfellkuppel höher steht als die linke. Die Höhe der Zwerchfellkuppeln, der sogenannte Zwerchfellstand, unterliegt bei der Atmung Schwankungen von 6–7 cm. Durch Muskelkontraktion flacht sich die Zwerchfellkuppel ab und erweitert so das Thoraxvolumen nach unten hin (Abb. 1.7).

1.5 Topographie der Pleurahöhlen

Die Pleura ist eine seröse Haut aus Mesothel, einem einschichtigen Plattenepithel, und Lamina propria, die Lunge und Pleurahöhle überzieht. Unterschieden werden Pleura parietalis und Pleura visceralis. Zwischen den beiden Pleurablättern besteht ein kapillarer Spalt, der mit einer geringen Menge seröser Flüssigkeit gefüllt ist. Diese Flüssigkeit wird vom Mesothel gebildet und auch resorbiert. Die seröse Flüssigkeit im Pleuraspalt ermöglicht die Verschiebung der Lunge gegen die Brustwand und fixiert außerdem die Lunge adhäsiv an der Wand der Pleurahöhle.

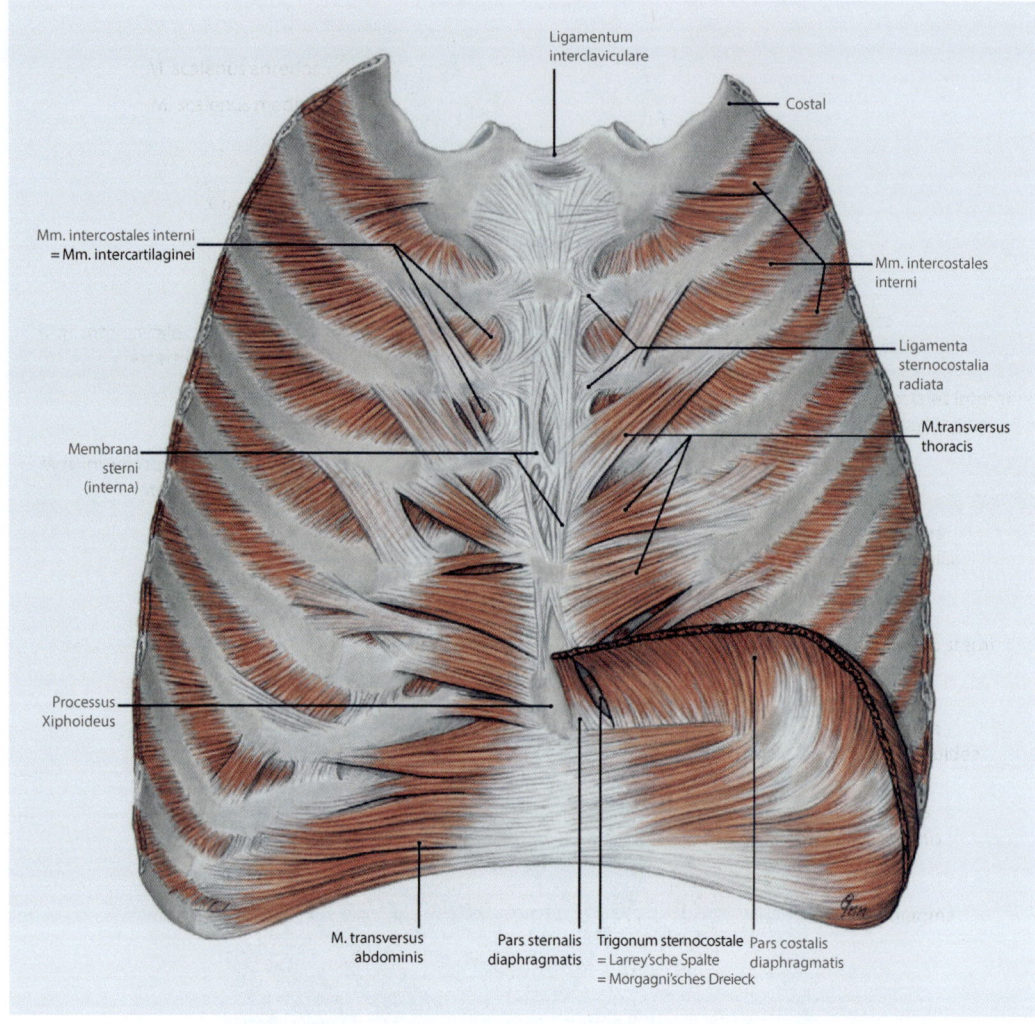

Abb. 1.6 Muskeln der vorderen Brustwand, Ansicht von hinten. (Aus Tillmann 2005)

> Im Pleuraspalt herrscht ein Unterdruck (minus 15 Cm H_2O), auch Donders-Druck genannt. Somit wird die Lunge bei Thoraxerweiterung durch Adhäsionskräfte in einer gleitenden Bewegung in die Inspirationsstellung gezogen (ähnlich zweier angefeuchteter, aufeinandergelegter Glasscheiben).

Die Pleura visceralis (Lungenfell) überzieht die gesamte Lunge mit Ausnahme des Hilus. Die Pleura parietalis (Brustfell, Rippenfell) kleidet die Pleurahöhlen vollständig aus. Entsprechend den Kontaktflächen zu den anliegenden Strukturen wird sie unterteilt in eine Pars mediastinalis, eine Pars costalis und eine Pars diaphragmatica. Die beiden Pleurahöhlen sind geschlossene Räume ohne Verbindung zur umgebenden Atmosphäre, sie werden komplett von der jeweiligen Lunge ausgefüllt. Formbestimmend für die Pleurahöhlen ist der obere Rumpfanteil mit der weit in den Thorax nach ventral vorgelagerten Wirbelsäule als Folge der aufrechten Körperhaltung des Menschen. Kaudal bildet die Zwerchfellkuppel eine optimale Form zur Volumenvergrößerung.

1.5 · Topographie der Pleurahöhlen

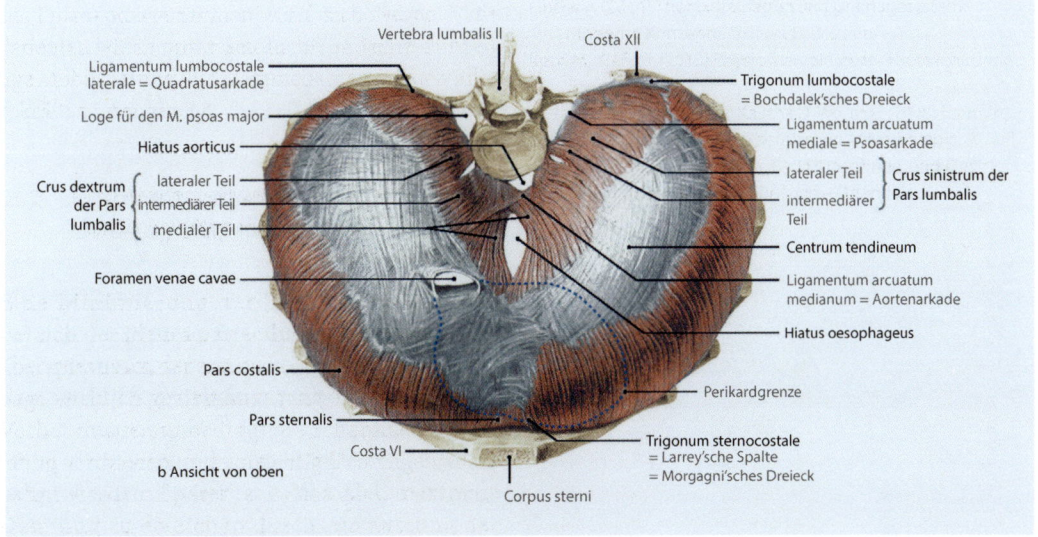

Abb. 1.7 Zwerchfell (Diaphragma), Ansicht von oben. (Aus Tillmann 2005)

Medial werden die Pleurahöhlen durch das Mediastinum getrennt, weiter dorsal durch die Wirbelkörper. Im mittleren Abschnitt des Brustbeins haben beide Pleurahöhlen, getrennt durch die Pleura parietalis, miteinander Kontakt.

> Kranial überragt die Pleurahöhle beidseits die obere Thoraxapertur um 2–3 cm mit ihrer Pleurakuppel (Cupula pleurae).

Die Pleurahöhlen laufen nach ventral zwischen Mediastinum und Brustwand und nach kaudal zwischen Diaphragma und Brustwand in schmale Reserveräume – Recessus pleurales – aus. In diese Räume tritt nur bei Inspiration/Volumenvergrößerung Lungengewebe ein.

Der Recessus costomediastinalis ist links zwischen Perikard und Brustwand breiter angelegt, rechts bildet er nur einen schmalen Saum. Der Recessus costodiaphragmaticus bildet beidseits eine tiefe halbringförmige Tasche, die als Spalt bis nahezu an den Ursprung des Zwerchfells heranreicht (Abb. 1.8).

> Dorsal können die Reserveräume (Recessus pleurales) durch den tiefen Ursprung der Pars lumbalis des Diaphragmas bis zu 2 cm kaudal der 12. Rippe herabreichen. Somit besteht rechts Nachbarschaft zum rechten Leberlappen und links zu Magen und Milz, ja sogar zum oberen Nierenpol (Abb. 1.8, Tab. 1.1).

Bei tiefer Inspiration und Exspiration verschiebt sich der Lungenunterrand ventral um etwa 2–3 cm in die jeweilige Richtung, dorsal bis zu 5–6 cm. Die Untergrenze der Lunge steht rechts gewöhnlich 1–2 cm höher als links.

Auch für die Lappengrenzen der Lunge bestehen Projektionen auf den knöchernen Thorax (die Angaben beziehen sich auf die Atemmittellage):

So liegt die Grenze zwischen Ober- und Unterlappen links (Fissura obliqua) dorsal in Höhe der 4. Rippe bzw. des 3. Brustwirbeldornfortsatzes und senkt sich nach ventral zur Knorpel-Knochen-Grenze der 6. Rippe ab.

Rechts teilt sich die Fissur zwischen Ober- und Unterlappen in der Axillarlinie in die Fissura horizontalis, die oberhalb der 4. Rippe nach vorne zieht, und die Fissura obliqua, die analog der Gegenseite zur Knorpel-Knochen-Grenze der 6. Rippe zieht. Dazwischen liegt der Mittellappen (Larsen 2004).

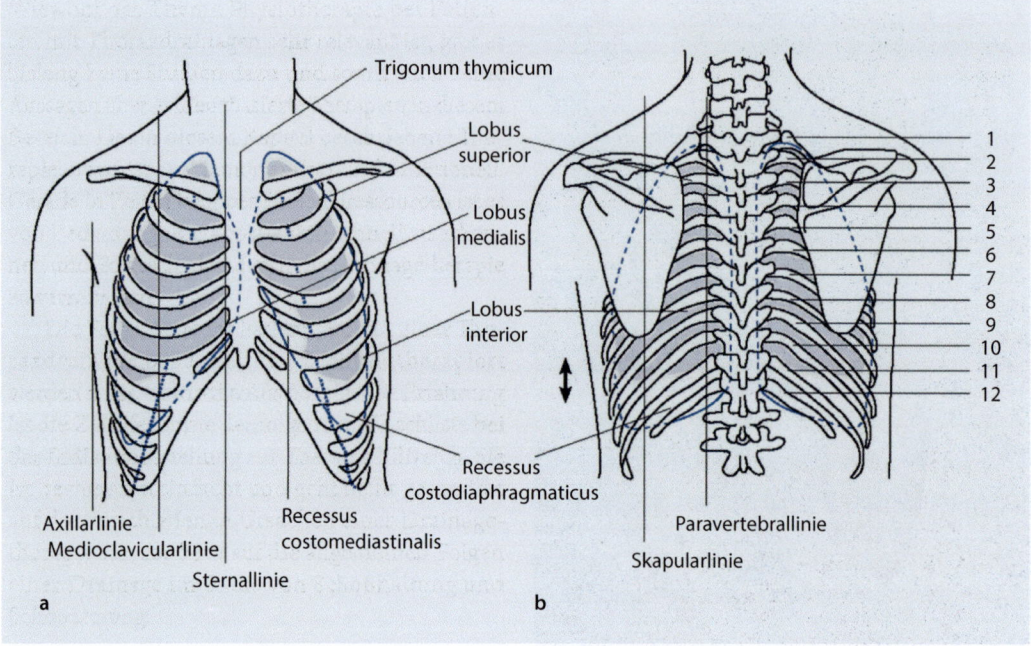

Abb. 1.8 Lungen- und Pleuragrenzen (*blau*). **a** Ansicht von vorn, **b** Ansicht von hinten. *Pfeile:* Verschiebung der Lungengrenzen bei forcierter Atmung. Parallel zur 4. Rippe verläuft die Fissura horizontalis. Zwischen Lungen- und Pleuragrenzen befinden sich die Komplementärräume. (Aus Larsen u. Ziegenfuß 2004, mod. nach Schiebler 1995)

Tab. 1.1 Lungen- und Pleuragrenzen bei Atemmittellage in ihrer Projektion auf den Brustkorb. (Aus Duncker u. Kummer 2003, mit freundlicher Genehmigung)

	Sternallinie	Medioklavikularlinie	Mittlere Axillarlinie	Paravertebrallinie
Pleuragrenze	6. Rippe	7. Rippe	9. Rippe	12. Rippe ≙ 12. DFS
Lungengrenze	6. Rippe	6. Rippe	8. Rippe	11. Rippe ≙ 10. DFS

DFS Dornfortsatz.

> Die Pleura costalis wird durch die jeweiligen Interkostalnerven innerviert, die Plerua mediastinalis und die Pleura diaphragmatica werden durch den N. phrenicus innerviert. Diese Nerven sind reich mit Schmerzfasern versorgt. Schmerzreize werden als intensiv stechend und scharf lokalisierbar empfunden.

1.6 Schichten der Brustwand

Vor allem die vordere und die seitliche Brustwand sind für invasive Prozeduren gut zugänglich. Somit ist eine sichere Kenntnis des schichtweisen Aufbaus unerlässlich. Es werden 3 Schichten unterschieden:
1. oberflächliche Schicht mit Haut sowie subkutanem Binde- und Fettgewebe (hierzu zählt

1.7 · Nerven- und Blutversorgung

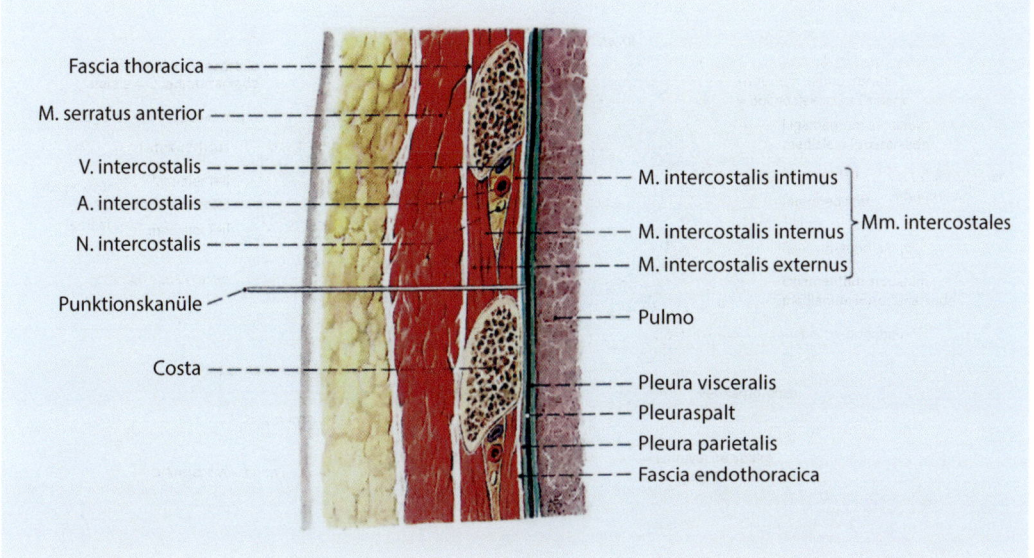

Abb. 1.9 Vertikaler Schnitt durch die hintere Thoraxwand auf Höhe der hinteren Axillarlinie. (Aus: Drenckhahn u. Benninghoff 2008; © Elsevier GmbH, Urban & Fischer, München)

auch die Brustdrüse, die über die Membrana sterni mit dem Sternum verwachsen ist, Abb. 1.9),
2. mittlere Schicht mit Brust- und Bauchmuskeln und deren Faszien,
3. tiefe Schicht, bestehend aus Thoraxskelett, Zwischenrippenmuskeln, Gefäßen/Nerven, Fascia endothoracica (kleidet die Innenseite der Brusthöhle aus) und Pleura parietalis.

Die Fascia endothoracica liegt zwischen der inneren Brustwandmuskulatur und der Pars costalis der Pleura parietalis, mit der sie fest verbunden ist. Nach kranial setzt sie sich in die tiefe Halsfaszie fort, nach kaudal schlägt sie auf das Zwerchfell um. Im Bereich der Pleurakuppel ist die Fascia endothoracica verstärkt und wird als Membrana suprapleuralis (Sibson-Faszie) bezeichnet.

1.7 Nerven- und Blutversorgung

Die Innervation der Brustwand erfolgt weitgehend über die Interkostalnerven (Nn. intercostales), die als Rami anteriores der Spinalnerven auf segmentaler Ebene aus dem Spinalkanal austreten und am Unterrand der Rippen verlaufen. Sie geben motorische Äste zur den Interkostalmuskeln sowie sensible Hautäste ab. Zudem verlaufen auch vegetative Fasern zu Schweißdrüsen.

Die Blutversorgung der Brustwand erfolgt über die Interkostalarterien (Aa. intercostales) und die A. thoracica interna, die eine Ringanastomose im Bereich der anterolateralen Brustwand ausbilden (Abb. 1.10).

Die Aa. intercostales 3–11 sind direkte Äste aus der thorakalen Aorta, die Aa. intercostales 1–2 gehen vom Truncus costocervicalis (A. subclavia) ab. Sie verlaufen am Unterrand der Rippen nach ventral, wo sie parasternal mit Rr. intercostales anteriores anastomosieren, die aus der A. thoracica interna (A. subclavia) entstammen.

Die Interkostalvenen verlaufen zusammen mit den Arterien und drainieren in die Vena azygos. Die anterioren Äste drainieren über die V. thoracica interna in die V. subclavia.

> Am Unterrand der Rippen findet sich das Gefäß-Nerven-Bündel stets in der Reihenfolge Vene – Arterie – Nerv, wobei die Vene der Rippe am nächsten liegt.

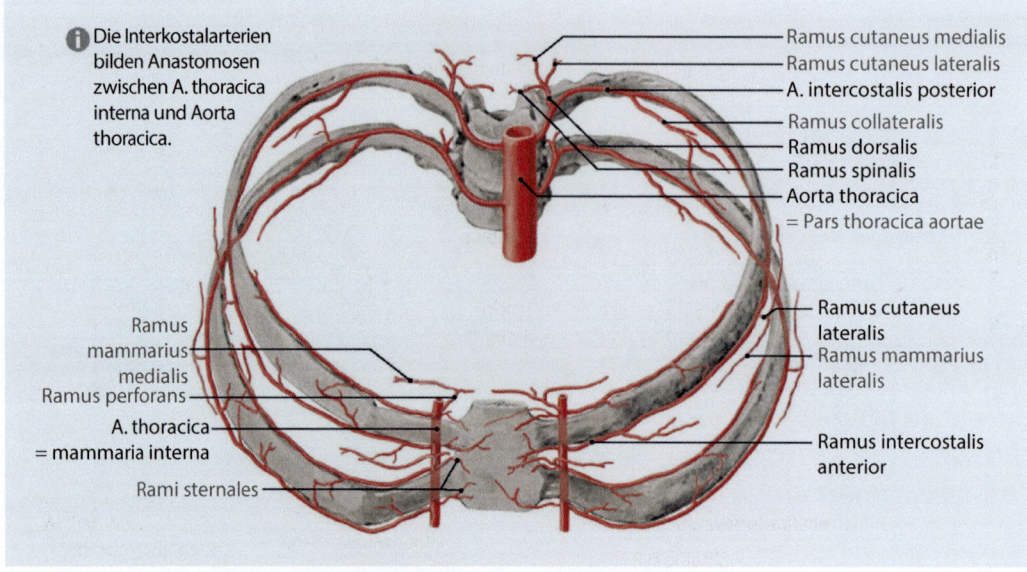

Abb. 1.10 Arterielle Blutversorgung der Rumpfwand. (Aus Tillmann 2005)

Literatur

Drenckhahn D, Benninghoff WJ (Hrsg) (2008) Anatomie Band 1, 17. Aufl. Elsevier GmbH, Urban & Fischer, München

Duncker HR, Kummer W (2003) Atemsystem. In: Drenckhahn D (Hrsg) Anatomie Band 1, 16. Aufl. Urban & Fischer, München Jena

Larsen R, Ziegenfuß T (2004) Beatmung. Springer, Berlin Heidelberg

Roberts KP, Weinhaus AJ (2005) Vessels of the thoracic wall. In: Iaizzo PA (ed) Handbook of Cardiac Anatomy, Physiology and Devices. Humana Press Inc, Totowa, NJ

Tillmann BN (2005) Atlas der Anatomie. Springer, Berlin Heidelberg

Tillmann BN (2010) Ventrale Rumpfwand. In: Zilles K, Tillmann BN (Hrsg) Anatomie. Springer, Berlin Heidelberg

van Gestel AJR, Teschler H (2010) Physiotherapie bei chronischen Atemwegs- und Lungenerkrankungen. Springer, Berlin Heidelberg

Physiologie und Pathophysiologie der Pleura

S. Cafarotti, A. Condoluci, R. Inderbitzi

2.1 Einleitung – 14

2.2 Funktionelle Anatomie und Biologie – 14
2.2.1 Pleura – 14
2.2.2 Gefäße – 15
2.2.3 Lymphgefäße – 15
2.2.4 Mesothel – 15

2.3 Physiologie des Pleuraspalts – 15
2.3.1 Der intrapleurale Druck – 15
2.3.2 Physikalische Grundlagen – 16
2.3.3 Die Pleuraflüssigkeit – 16

2.4 Pathophysiologie des Pleuraspalts – 18
2.4.1 Luft und Gas – 18
2.4.2 Der Pleuraerguss – 18
2.4.3 Die Obliteration des Pleuraspalts – 19

Weiterführende Literatur – 19

© Springer-Verlag Berlin Heidelberg 2016
T. Kiefer (Hrsg.), *Thoraxdrainagen*,
DOI 10.1007/978-3-662-49740-1_2

2.1 Einleitung

Physiologie und physikalische Gegebenheiten des Pleuraraumes erschließen sich über den funktionell-anatomischen Aufbau der Pleura. Der Pleuraraum stellt das Verbindungssystem zwischen Lunge und Thoraxwand dar und ist daher entscheidend an der Atemmechanik beteiligt. Der zwischen den beiden Pleurablättern herrschende Druck ist für die Physiologie und Pathophysiologie des Pleuraraumes mit seinen Organen aber auch wichtig, weil er die Druckverhältnisse an der Außenfläche der Lunge und des Herzens einerseits und der Innenfläche der Brusthöhle andererseits regelt. Lunge, Herz und Thoraxhöhle sind alle dehnbar. Da das Volumen eines dehnbaren Objektes zum einen von seiner Elastizität, zum anderen von der Druckdifferenz zwischen seiner Innen- und Außenseite abhängt, spielt der intrapleurale Druck bei der Größe des Volumens dieser drei wichtigen Strukturen eine entscheidende Rolle. Der intrapleurale Druck ist zusammen mit den in der Pleura parietalis gelegenen Lymphstomata für die Bildung, Zusammensetzung und Menge der Pleuraflüssigkeit mitverantwortlich.

Die Pleuraflüssigkeit bildet unter physiologischen Verhältnissen einen funktionell wesentlichen Pleurafilm zwischen viszeralem und parietalem Blatt. Die Qualität und Quantität der Pleuraflüssigkeit sind ein klinisch aufschlussreiches Merkmal für den physiologischen oder eben pathophysiologischen Zustand der Pleurahöhle. Durch zahlreiche diagnostische Verfahren kann die Pleuraflüssigkeit einfach untersucht werden.

2.2 Funktionelle Anatomie und Biologie

2.2.1 Pleura

Die Pleura besteht aus zwei Blättern: der innenliegenden Pleura visceralis und der außenliegenden Pleura parietalis. Sie gehen im Lungenhilus ineinander über und bilden nach distal als Falte das Ligamentum pulmonale. Die spiegelnden Oberflächen der gesunden Pleura (◘ Abb. 2.1) werden durch den mit 5–15 ml Pleuraflüssigkeit gefüllten kapillaren

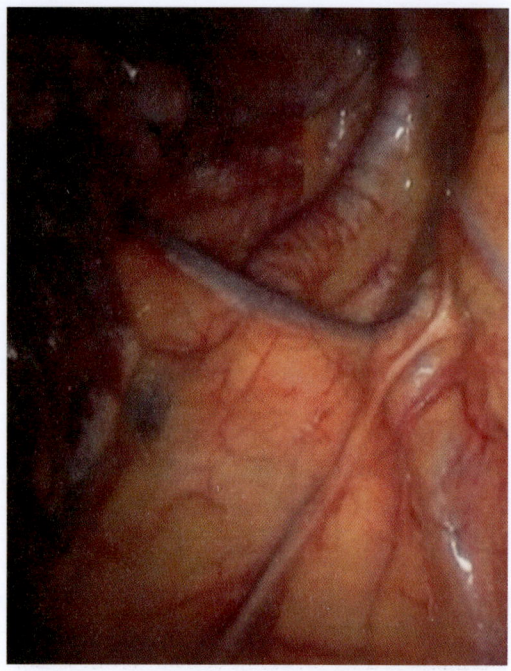

◘ **Abb. 2.1** Gesunde, transparente Pleura, unter der die A. subclavia sinistra und der Nervus phrenicus sichtbar sind

Spaltraum voneinander verschieblich getrennt. Dieser Flüssigkeitsfilm ist physiologisch luft- bzw. gasfrei. Das ermöglicht – bei erhaltener Verschieblichkeit der intrathorakalen Organe gegenüber der Thoraxwand – die atem- und lageabhängige Modulation des intrapleuralen Druckes. Die ca. 100–200 μm dicke Pleura visceralis ist mit der Lunge fest verwachsen. Das oberflächliche Mesothel (Deckzellschicht) wird aus Mesothelzellen gebildet, die untereinander durch Desmosomen verbunden sind und an ihrer Oberfläche Mikrovilli aufweisen. Nach innen folgt eine dreischichtige Bindegewebsschicht, die durch eine Basalmembran begrenzt wird. Die bindegewebige Pleurahauptschicht wird von einer äußeren und inneren Grenzlamelle mit einer dazwischenliegenden, gefäßführenden Faserschicht gebildet (◘ Abb. 2.2). Die innere Lamelle grenzt an die Alveolarwände an und steht mit dem interstitiellen Bindegewebe der Lunge im Lobularseptenbereich in Verbindung. Die Pleura parietalis grenzt über die Fascia endothoracica an die Interkostalmuskulatur und die Rippen.

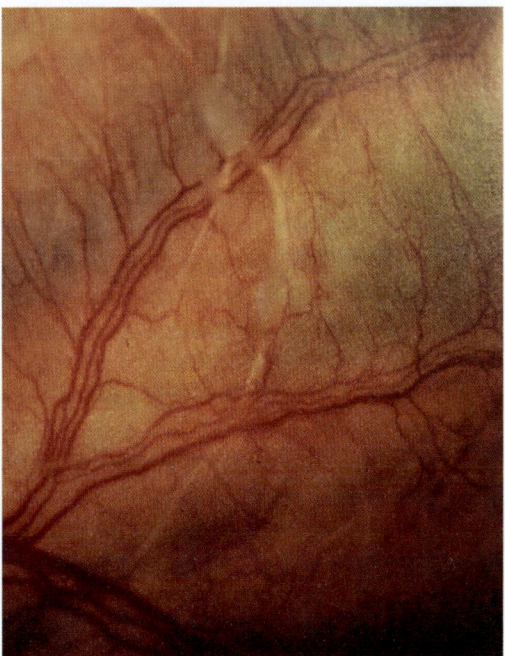

◘ Abb. 2.2 Gut sichtbare, gefäßtragende Faserschicht mit arteriellen und venösen Kapillaren

2.2.2 Gefäße

Die Gefäße verlaufen in der bindegwebigen Hauptschicht der Pleura. Die Pleura visceralis wird im kostalen und diaphragmalen Bereich von den Pulmonalarterien, in den übrigen Abschnitten von Ästen der Bronchialarterien mit Anastomosen zu den Pulmonalarterien versorgt. Die Pleura parietalis wird im kostalen Bereich von Ästen der Interkostalarterien und den Rami intercostales der A. thoracica interna versorgt.

2.2.3 Lymphgefäße

Die Lymphgefäße der visceralen Pleura verlaufen lungennah in der bindegewebigen Hauptschicht. In der Pleura parietalis sind Lymphstomata von 2–8 µm Durchmesser von besonderer Bedeutung. In diesen Zonen ist der Pleuraraum direkt an das drainierende Lymphgefäßsystem angeschlossen (Müller 1994). Die Pleuraflüssigkeit zirkuliert mit einer Geschwindigkeit von 0,2 ml/kg/h – das entspricht einer vollständigen Erneuerung der Pleuraflüssigkeit innerhalb einer Stunde (Stewart 1963).

2.2.4 Mesothel

Das Mesothel ist ein stoffwechselaktives Gewebe, das in der Lage ist, verschiedene Mediatoren und lösliche Faktoren mit chemotaktischer Aktivität abzusondern; es besitzt phagozytische Aktivität. Die mesothelialen Zellen spielen nicht nur bei entzündlichen Prozessen eine aktive Rolle, sondern sie können auch an Prozessen der Gewebereparatur beteiligt sein, da sie in der Lage sind, Kollagene vom Typ I, II und IV zu synthetisieren. Auf der Pleuraoberfläche sind physiologisch auch Zellelemente vorhanden, die zur Klasse der mononukleären Phagozyten gehören und Zytokine wie IL-1P, TNF-α, IL-8 und LTB-4 bilden können (Hausheer u. Yabro 1985).

2.3 Physiologie des Pleuraspalts

2.3.1 Der intrapleurale Druck

Der Pleuraspalt weist in Abhängigkeit von Körperlage und Atemzyklus unterschiedliche Druckverhältnisse auf. Grundsätzlich herrscht ein Unterdruck. Verantwortlich dafür ist die elastische Rückstellkraft der Lunge: die Tendenz der Lunge, auf ein kleineres Volumen zu schrumpfen, als ihr im Brustraum zur Verfügung steht. Die Lunge passt sich der deutlich weniger elastischen Thoraxwand in der Form und im Volumen dabei soweit an, dass der negative Druck größer ist als die elastische Retraktionskraft der Lunge selbst. Die Kräfte, welche die Lungen gedehnt halten, entstehen aus der ständigen Aspiration der Pleuraflüssigkeit, die von den Lymphgefäßen und den subpleuralen Kapillaren der Lunge angezogen wird – dadurch wird eine Vergrößerung des Flüssigkeitsvolumens verhindert. Aufgrund dieser Adhäsionskräfte, die zwischen der Oberfläche der Lungen und dem Thoraxraum wirken, entsteht ein ähnlicher Effekt wie bei einem Saugnapf, der homogen auf der Pleuraoberfläche verteilt ist und die Lunge während des Ein- und Ausatmens dazu zwingt, den Bewegungen des Thoraxraumes zu folgen.

Tab. 2.1 Physikalische Druckeinheiten in der Medizin

	Millibar [mbar]	Zentimeter Wassersäule [cmH$_2$O]	Torr [mmHg]	Physikalische Atmosphäre [atm]
1 atm	10^3	10^3	750	1
1 mmHg	1,3	1,3	1	1,3 × 10^{-3}
1 cmH$_2$O	1	1	0,75	10
1 mbar	1	1	0,75	10

2.3.2 Physikalische Grundlagen

Der Druck p beschreibt einen physikalischen Zustand, der für jeden Ort eines Raums definiert ist und als Kraft in allen Richtungen wirkt. Ein Naturgesetz (2. Hauptsatz der Thermodynamik) legt fest, dass sich der Druck zwischen zwei benachbarten Räumen ausgleicht, wenn die Grenzflächen es zulassen. Negativer Druck kommt in der Natur nicht vor, vielmehr wird eine Druckdifferenz (Δp) zwischen unterschiedlichen Räumen – z. B. Lunge und Pleuraraum – betrachtet.

Bezugsdruck ist der Atmosphärendruck. Das Gewicht der Luft über der Erde entspricht 10 Tonnen pro Quadratmeter. Alle Drücke, die im oder am menschlichen Körper gemessen werden, sind Differenzen zum Atmosphärendruck, also größer oder kleiner als dieser. Die in der Medizin häufig angewendeten Maßeinheiten für den Druck sind in ◘ Tab. 2.1 gezeigt.

Veränderungen des Pleuradruckes während des Atemzyklus

Das Lungengewebe ist äußerst elastisch und kann das Volumen vergrößern oder verkleinern. Wenn ein Druckgleichgewicht zwischen intrapulmonalem und intrapleuralem Druck erreicht wird, zum Beispiel bei einer Atelektase oder einem Pneumothorax oder aber bei der Ein-Lungen-Beatmung während einer Operation, fällt die Lunge auf ein Volumen V$_0$ von 700 cm^3 zusammen, während sie sich maximal auf bis zu V$_{tot}$ 2500 cm^3 ausdehnen kann. Die Elastizität der Lunge, also ihre Retraktionskraft, sowie ihre Ausdehnung im intrapleuralen Raum sind für den „negativen Druck" in der Pleurahöhle verantwortlich. Während eines Atemzyklus schwankt der intrapleurale Druck in einer gesunden Lunge mit normaler Retraktionskraft um etwa 10 mbar.

Eine direkte Messung des intrapleuralen Drucks des Patienten kann nur invasiv vorgenommen werden. In der Klinik wird der intrapleurale Druck indirekt über die Messung des Drucks im Ösophagus ermittelt, indem man vereinfachend davon ausgeht, dass der intrapleurale Druck demjenigen der Pleura mediastinalis im ösophagealen Abschnitt entspricht. Die klinische Bedeutung des absoluten Wertes des intrapleuralen Drucks ist zu vernachlässigen.

Bei maximaler Einatmung mit maximaler Kontraktion des Zwerchfells kann ein gesunder Erwachsener einen maximalen negativen intrapleuralen Druck von etwa –200 mBar produzieren. Bei der maximalen Ausatmung gegen einen Widerstand durch Muskeln des Abdomens und der Brust und einem entspannten Zwerchfell werden maximale intrapleurale Druckwerte von 200 mBar gemessen. Im Alltag werden Maximalwerte beim Husten und bei körperlicher Anstrengung erzielt, Minimalwerte hingegen zum Beispiel beim tiefen Einatmen während der Atemgymnastik zur Prophylaxe von Atelektasen.

2.3.3 Die Pleuraflüssigkeit

Die Pleuraflüssigkeit entstammt dem Interstitium der Lunge, den pleuralen Kapillaren, den Lymphwegen der Thoraxwand und der Peritonealhöhle. Physiologischer weise fließt sie überwiegend aus dem Kapillarbett der Pleura parietalis in die Thoraxhöhle. Die Gesamtmenge des physiologischen

2.3 · Physiologie des Pleuraspalts

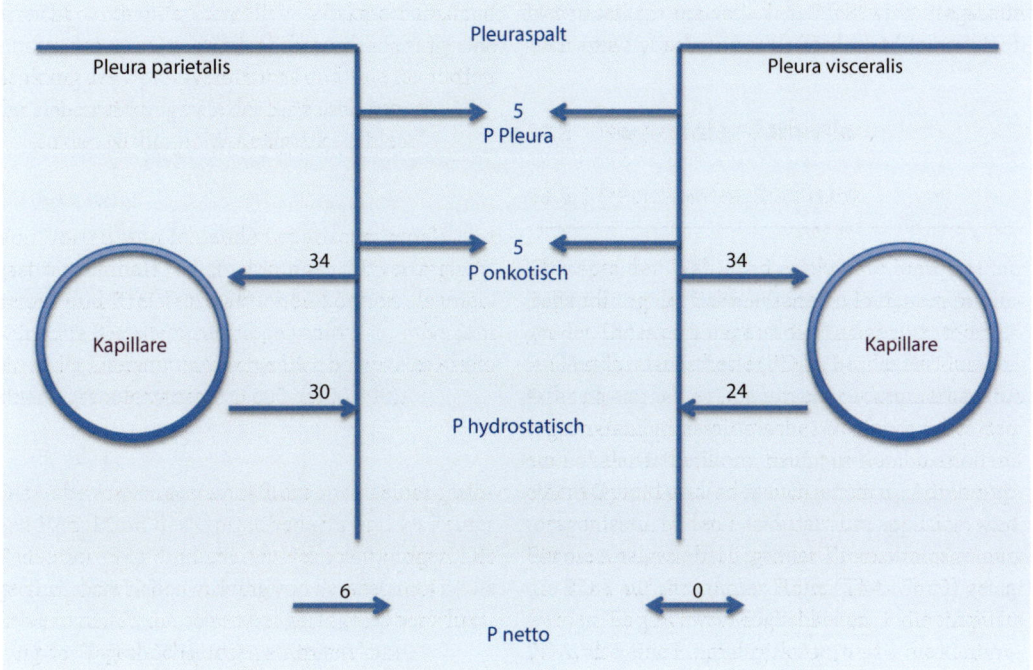

Abb. 2.3 Druckverhältnisse am Pleuraspalt. Die Pfeile zeigen die möglichen Druckwirkungen (in cmH$_2$O) auf die Flüssigkeitsbewegungen auf

Pleurafilms bleibt über das ganze Erwachsenenleben hindurch recht konstant, wobei mit zunehmendem Alter der Proteinanteil der Pleuraflüssigkeit tendenziell abnimmt, was zusammen mit dem häufig steigenden systemischen Blutdruck zu einer vermehrten Menge an Pleuraflüssigkeit bis hin zur sichtbaren Ergussbildung führen kann (Broaddus et al. 1991).

Die Flussbewegung zwischen den pleuralen Kapillaren und dem Pleuraraum wird durch das Starlingsche Gesetz gesteuert, nach welchem sich Flüssigkeit durch Gefäßwände entsprechend dem effektiven Filtrationsdruck – hydrostatischer Druck innen minus Druck außen und kolloidosmotischer Druck außen minus Druck innen – sowie der Wandpermeabilität bewegt (Abb. 2.3). Unter physiologischen Verhältnissen entsteht so ein Flussgradient von den parietalen pleuralen Kapillaren in den Pleuraspalt, während der etwas niedrigere Druckgradient in den viszeralen pleuralen Kapillaren dazu führt, dass hier ein Abfluss in die Pulmonalvenen und nicht in den Pleuraraum stattfindet.

Dass es trotz des Starling-Mechanismus nicht zur Pleuraergussbildung kommt, ist auf die Verbindung des Pleuraraumes mit dem Lymphsystem zurückzuführen. Über die Lymphstomata in der Pleura parietalis findet ein Flüssigkeitsabfluss aus dem Pleuraraum via Thoraxwand statt. Flüssigkeit, Proteine, Zellen und alle weiteren Bestandteile der Pleuraflüssigkeit werden so über die Stomata substantiell reguliert. Die Flüssigkeitsfiltration geschieht mit einer Geschwindigkeit von 0,2 ml/kg/h, das bedeutet bei einer 70 kg schweren Person 17,5 ml/h und ca. 400 ml/Tag. Die Abflussrate über die Lymphstomata ist konstant; deren Kapazität beträgt bei Vorliegen eines transsudativen Pleuraergusses maximal 0,28 ml/kg/h (Leckie u. Tothill 1965). Zahlreiche Studien konnten nachweisen, dass auch Exsudate bzw. Proteine und Zellen überwiegend über das lymphatische System parietal abfließen. Beide Pleurablätter sind darüber hinaus auch fähig, wässrige Flüssigkeit direkt zu absorbieren, was allerdings angesichts der beinahe identischen Osmolarität beidseits der Serosa mengenmäßig kaum von Bedeutung ist.

2.4 Pathophysiologie des Pleuraspalts

2.4.1 Luft und Gas

Luft oder andere Gase kommen unter physiologischen Bedingungen im Pleuraraum nicht vor. Gasbildung weist auf eine primäre oder sekundäre Infektion der Pleurahöhle bzw. der Pleuraflüssigkeit hin, womit sie eine Sonderform des (exsudativen) Pleuraergusses ist. Einem Pneumothorax liegen indes pathologische Veränderungen der Lunge oder Verletzungen der Thoraxwand zugrunde, daher ist er nicht ursächlich mit der Pathophysiologie des Pleuraspalts in Verbindung zu setzen.

2.4.2 Der Pleuraerguss

Ein Pleuraerguss entsteht, wenn die intrapleurale Flüssigkeitsbildung die Flüssigkeitsabsorption übersteigt. Die Hauptgründe für eine vermehrte Bildung von Pleuraflüssigkeit oder eine Abnahme der Flüssigkeitsabsorption sind in ◘ Tab. 2.2 dargestellt. Normalerweise tritt aus den Kapillaren der parietalen Pleura eine konstante Flüssigkeitsmenge von ca. 0,01 ml/kg/h in den Pleuraraum. Die überwiegende Menge davon wird vom lymphatischen System der parietalen Pleura mit einer Kapazität von ca. 0,20 ml/kg/h abgeleitet, was einer Sicherheitskapazität vom Faktor 20 entspricht (Light 2006)!

Häufige Ursache der Ergussbildung ist ein vermehrter Flüssigkeitsübertritt aus dem Interstitium der Lunge als Folge eines Lungenödems, bei parapneumonischem Erguss, bei kongestiver Herzinsuffizienz, bei ARDS etc. Über den Starling-Mechanismus führen auch ein erhöhter intravaskulärer Druck in der Pleura zur Ergussbildung, so z. B. bei Rechts- und Linksherzinsuffizienz, ebenso eine erhöhte Proteinkonzentration, etwa beim Hämatothorax.

Umgekehrt führt auch eine Abnahme des intrapleuralen kapillaren Drucks – wiederum aufgrund des Starling-Gesetzes – zu erhöhter Flüssigkeitsbildung im Pleuraspalt. Dies ist typischerweise bei einer ausgedehnten Lungenatelektase oder bei einer gefangenen Lunge der Fall.

Seltenere Ursachen führen hingegen zu einer Überschreitung der Absorptionskapazität der Pleura und damit zur Bildung eines Pleuraergusses: Aszites bei gleichzeitig offener Verbindung in den Thoraxraum oder eine Verletzung des Ductus thoracicus (Chylothorax). Da die lymphatische Drainage durch die parietalen Stomata sich in den venösen Schenkel des Kreislaufs entleert, führt auch eine Druckerhöhung in diesem zu Rückstau und pleuraler Ergussbildung.

Eine klinisch relevante Form der Pleuraergussbildung ist die Verlegung des parietalen Lymphdrainagesystems aufgrund einer Pleurakarzinose unterschiedlicher Ätiologie. Meistens liegt hier ein doppelter pathophysiologischer Mechanismus vor: die Abflussverlegung und gleichzeitig eine vermehrte Ergussbildung. Das Auftreten eines neoplastischen Pleuraergusses ist ein Anzeichen für eine fortgeschrittene Erkrankung oder für Metastasen. Metastasierende Tumoren der Pleura sind meist bei bronchogenen Karzinomen (40 %) und bei Mammakarzinom

◘ Tab. 2.2 Pathophysiologische Ursachen der Ergussbildung

Pathophysiologie	Klinische Ursache
Vermehrte intrapleurale Flüssigkeitsbildung	
Vermehrter interstitieller Fluss intrapulmonal	Linksherzinsuffizienz, Pneumonie, Lungenembolie
Erhöhter intravaskulärer Pleuradruck	Rechtsherzinsuffizienz, Linksherzinsuffizienz
Zunahme der intrapleuralen Proteinmenge	Pneumonie, Pleuritis
Abnehmender intrapleuraler Druck	Lungenatelektase, gefangene Lunge
Abnahme der pleuralen Flüssigkeitsabsorption	
Obstruktion des parietalen Lymphabflusses (Stomata)	Pleurakarzinose, Pleuraempyem
Erhöhung des systemischen Blutdrucks	

Tab. 2.3 Sonografische und klinische Formen des Pleuraergusses

Pathophysiologie	Klinische Folge
Zunahme des hydrostatischen Drucks	Transsudativer Erguss
Zunahme der Gefäßpermeabilität	Exsudativer Erguss

erkennbar (25 %). Etwa 10 % der neoplastischen Pleuraergüsse stehen im Zusammenhang mit einem primären Tumor der Pleura, besonders das Mesotheliom (>90 %); Fälle unklaren Ursprungs betragen weniger als 10 %.

Eine Sonderform des Pleurareguesses stellt das Pleuraempyem dar. Eine Entzündung der Pleura mit ihrer Oberfläche von circa 200 cm² wirkt sich pathophysiologisch kaskadenartig aus. Die initiale Gefäßdilatation bewirkt ein Ödem der bindegewebigen Hauptschicht. Die dadurch bedingte Permeabilitätsstörung führt zur Transsudation seröser, aufgrund der bakteriellen Ätiologie jedoch auch zur Exsudation serofibrinöser Flüssigkeit in die Pleurahöhle (Tab. 2.3). Pleurale Fibrinauflagerungen verlegen den Abtransport durch die parietalen Lymphstomata. Durch Zellreaktionen kommt es zu Desquamation und Nekrose des Mesothels. Es entsteht das typische Bild des Pleuraempyems mit Segelbildungen, Lokulationen und zwiebelschalenartiger Schwartenbildung.

2.4.3 Die Obliteration des Pleuraspalts

Eine Obliteration des Pleuraspalts führt zwar zu einer nachweislichen – gemäß Studien eher apikalen als basalen – Restriktion der Lungenfunktion, dieser kommt jedoch keine signifikante klinische Rolle zu (Fleetham et al. 1980). Auch der durch Obliteration eingetretene Verlust der Filtrationsmöglichkeit bei fehlendem Flüssigkeitsfilm in der Pleura scheint keine wesentliche Bedeutung zu haben (Wiener-Kronish et al. 1988). Diese Feststellungen sind im Hinblick auf verödende Interventionen – beim Spontanpneumothorax u. a. auch bei jungen Patienten – wichtig.

Weiterführende Literatur

Broaddus VC, Araya M, Carlton DP, Bland RD (1991) Developmental changes in pleural liquid protein concentration in sheep. Am Rev Respir Dis 143: 38–41

Fleetham JA, Forkert L, Clarke H, Anthonisen NR (1980) Regional lung function in the presence of pleural symphysis. Am Rev Respir Dis 122: 33–38

Hausheer FH, Yabro JW (1985) Diagnosis and treatment of malignant pleural effusion. Semin Oncol 12: 54–75

Leckie WJH, Tothill P (1965) Albumin turnover in pleural effusion. Clin Sci 29: 339–352

Light RW (2006) Parapneumonic effusions and empyema. Proc Am Thorac Soc 3: 75–80

Linder A (2004) Thoraxdrainagen und Drainagesysteme – Moderne Konzepte. UNI-MED, Bremen

Müller KM (1994) Erkrankungen der Pleura – pathologische Anatomie. In: Nakhosteen JA, Inderbitzi R (Hrsg) Atlas und Lehrbuch der thorakalen Endoskopie: Bronchoskopie, Thorakoskopie. Springer, S 325

Stewart PB (1963) The rate of formation and lymphatic removal of fluid in pleural effusions. J Clin Invest 42: 258–262

Wiener-Kronish JP, Broaddus VC, Albertine KH, Gropper MA, Matthay MA, Staub NC (1988) Relationship of pleural effusions to increased permeability pulmonary edema in anesthetized sheep. J Clin Invest 82: 1422–1429

Indikationen für Drainierungen des Thorax

C Kugler

3.1 Allgemeine Prinzipien der Indikationsstellung – 22
3.1.1 Ableitung von Luft/Gas – 22
3.1.2 Ableitung von Flüssigkeit – 23
3.1.3 Umleitung von Flüssigkeit – 23
3.1.4 Entlastung von Druck – 23
3.1.5 Entfaltung passiver Atelektasen – 24
3.1.6 Einbringen von Medikamenten – 24

3.2 Ableitung von Luft/Gas – 25
3.2.1 Pneumothorax – 25
3.2.2 Iatrogener Pneumothorax – 27
3.2.3 Traumatisch bedingter Pneumothorax – 28
3.2.4 Weichteilemphysem – 28

3.3 Ableitung von Flüssigkeit – 29
3.3.1 Parapneumonischer Erguss und Empyem – 29
3.3.2 Maligner Pleuraerguss – 31
3.3.3 Benigner Pleuraerguss – 32
3.3.4 Chylothorax – 34
3.3.5 Hämothorax – 34

3.4 Umleitung von pleuraler Flüssigkeit – 35

3.5 Drainierung postoperativ – 35

Literatur – 36

© Springer-Verlag Berlin Heidelberg 2016
T. Kiefer (Hrsg.), *Thoraxdrainagen*,
DOI 10.1007/978-3-662-49740-1_3

Das Anlegen einer Thoraxdrainage kann mit schwerwiegenden Komplikationen behaftet sein, dementsprechend präzise muss die Indikationsstellung vorgenommen werden. Der wichtigste Aspekt hierbei ist die Zielsetzung, die mit der Maßnahme erreicht werden soll. Daraus leiten sich dann Überlegungen ab zu konstruktiven Details der Drainage (z. B. Form, Durchmesser, Material) sowie zur Anzahl der Drainagen oder zur anatomischen Platzierung. Auch der Zeitpunkt im Symptom-/Krankheitsverlauf spielt eine Rolle bei den grundsätzlichen Überlegungen zur Indikationsstellung. Nur so kann das Risiko-Nutzen-Verhältnis der invasiven Maßnahme kalkuliert werden.

Im Folgenden wird mit „Drainierung des Thorax" das Einbringen von Drainagen in den Pleuraraum bezeichnet. Ausgenommen sind jegliche Drainierungen von anderen anatomischen Bereichen des Thorax wie z. B. Mediastinum oder Perikard.

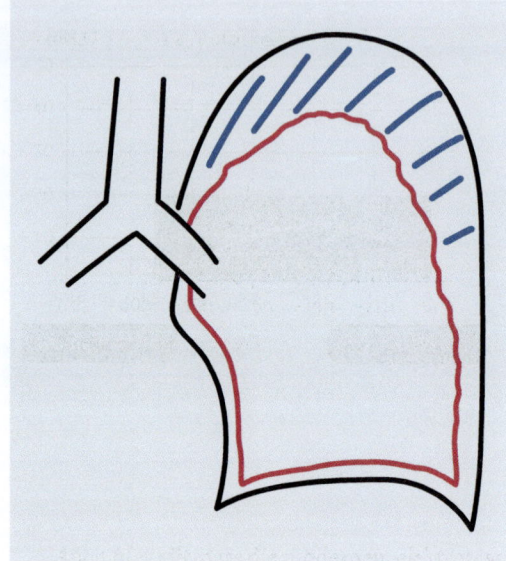

Abb. 3.1 Luftansammlung im Thorax: meist apikal lokalisiert

3.1 Allgemeine Prinzipien der Indikationsstellung

3.1.1 Ableitung von Luft/Gas

Luft kann aus den Atmungsorganen selbst (Luftwege, Lunge) in den Pleuraraum gelangen, und ebenso kann sie von außen durch die Brustwand dorthin kommen. Auch Perforationen von Ösophagus oder Magen können die Ursache von Luft im Pleuraraum sein. Letztlich können Gase mikrobiell bedingt auch im Thorax entstehen.

Die Drainierung verfolgt das Ziel, die Luft vollständig und effizient aus der Pleurahöhle zu entfernen. Das Gasvolumen konkurriert mit dem Volumen der Lunge (◘ Abb. 3.1), durch die Drainierung soll das Lungenparenchym wieder zur Ausdehnung gebracht werden. Die Indikationsstellung zur Drainage kann auch eine Monitoring-Funktion beabsichtigen: Mithilfe der Drainage lässt sich kontrollieren, ob weiterhin Luft in den Pleuraraum eindringt. Bei der Wahl des jeweiligen Drainagesystems muss ggf. berücksichtigt werden, dass größere Luftvolumina pro Zeiteinheit abgeleitet werden sollen, dass die Luft auch ungehindert in das Drainagesystem gelangen kann und dass dieses die entsprechende Sogkapazität aufweist.

Ebenso wichtig wie eine gesicherte Luftableitung ist es, im Anschluss an die Ableitung den Unterdruck im Pleuraspalt wiederherzustellen und zu kontrollieren. Insofern muss jedes System, mit dem die Drainage in Verbindung steht (Beutel, Heimlich-Ventil, Wasserschloss, Sogsystem) auch diese Aufgabe erfüllen können.

Wird die Indikation zur Drainierung für den postoperativen Verlauf nach Operationen an den Atemwegen oder der Lunge gestellt, so ist zum Zeitpunkt der Indikationsstellung ggf. gar keine Luft im Pleuraspalt vorhanden, vielmehr handelt es sich hier um eine prophylaktische Indikation für den Fall eventuell zu einem späteren Zeitpunkt auftretender Luftübertritte in den Pleuraraum.

Die Luft wird sich bei physiologischen Verhältnissen im Pleuraspalt überwiegend zu den apikalen und ventralen Abschnitten der Pleurahöhle hin verteilen. Sollten jedoch anatomische Veränderungen vorliegen wie pleuropulmonale Adhäsionen, Zwerchfellhochstand oder Verlagerungen von Thoraxorganen, so kann die Luft ggf. auch in andere

Bereiche der Thoraxhöhle wandern oder auch nur an einem Ort lokalisiert sein. Auch diese Aspekte fließen in die Indikationsstellung mit ein.

3.1.2 Ableitung von Flüssigkeit

Ebenso wie Gas konkurriert die Flüssigkeit mit dem Lungenvolumen, und die Entlastung/Drainierung gibt der Lunge daher ihren angestammten Raum wieder frei.

Es gibt eine große Anzahl von Krankheiten oder auch nur Phänomenen, die eine Flüssigkeitsansammlung im Pleuraraum bedingen können. Allein aufgrund des Vorhandenseins einer solchen lässt sich nicht die Indikation zur Drainierung ableiten.

Für die Indikationsstellung kann die Menge der Flüssigkeit die maßgebliche Rolle spielen, der Zweck einer Monitoring-Funktion, die Art der Grunderkrankung, die Qualität der Flüssigkeit, die Dynamik der Produktion, die Prophylaxe von Sekundäreffekten, therapeutische Überlegungen und auch rein palliative Aspekte.

Unterliegt die pleurale Flüssigkeit Veränderungsprozessen wie Verfestigung, Organisation oder auch Infektion, dann können zeitabhängige Überlegungen in die Indikationsstellung miteinfließen.

Frei in der Thoraxhöhle auslaufende Flüssigkeit wird sich im Regelfall überwiegend basal und dorsal ansammeln (◻ Abb. 3.2). Anatomische Veränderungen wie pleurale Adhäsionen können jedoch auch zu ganz anderen Ergusslokalisationen führen: z. B. apikal, multilokulär oder auch nur interlobär. Solche Betrachtungen spielen bei der Indikationsstellung ebenso eine Rolle wie der Umstand, dass sich die Flüssigkeit durch Abkapselung oder Ausbildung von Kammern einer sinnvollen Drainierung entziehen kann.

Präformierte oder sekundär entstandene Hohlräume im Thorax wie z. B. ein pleuropulmonales Missmatch nach vorangegangener Lungenresektion füllen sich zwangsläufig mit Flüssigkeit, ohne dass daraus eine Indikation zur Ableitung entstehen muss.

Grundsätzlich muss bei Indikationsstellung zur Flüssigkeitsdrainierung immer definiert werden, ob

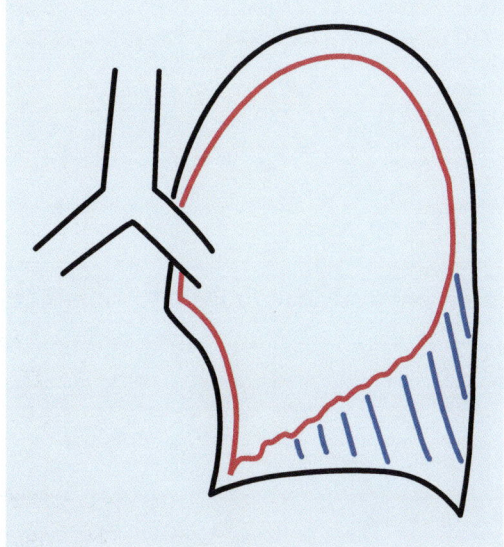

◻ **Abb. 3.2** Flüssigkeitsansammlung im Thorax: meist dorsobasal lokalisiert

die Drainierung über einen bestimmten Zeitraum erfolgen soll oder ob eine einmalige oder auch wiederholte Entlastungspunktion ebenso möglich ist.

3.1.3 Umleitung von Flüssigkeit

Die unten genannte Gründe können auch zu der Indikation führen, Flüssigkeitsansammlungen im Pleuraraum nicht nach extrathorakal abzuleiten, sondern in ein anderes anatomisches Kompartiment umzuleiten (wie z. B. nach abdominal, ◻ Abb. 3.3). Die Flüssigkeit geht damit nicht verloren, sondern verbleibt im Körper. Dieser Aspekt ist vor allem dann relevant, wenn durch die längerfristige Drainierung nach extrathorakal Verluste oder Mangelzustände erwartet werden müssen.

3.1.4 Entlastung von Druck

Bei der pleuralen Ansammlung sowohl von Luft oder anderen Gasen als auch von Flüssigkeit kann unter besonderen Umständen ein intrathorakaler Druck

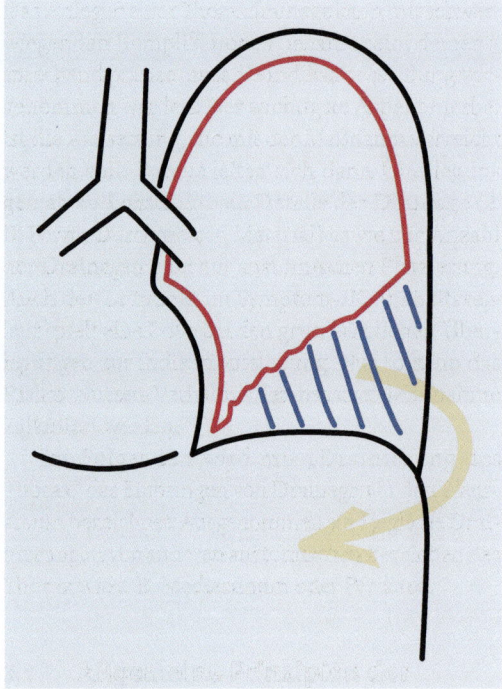

Abb. 3.3 Umleitung von thorakaler Flüssigkeit in den Bauchraum

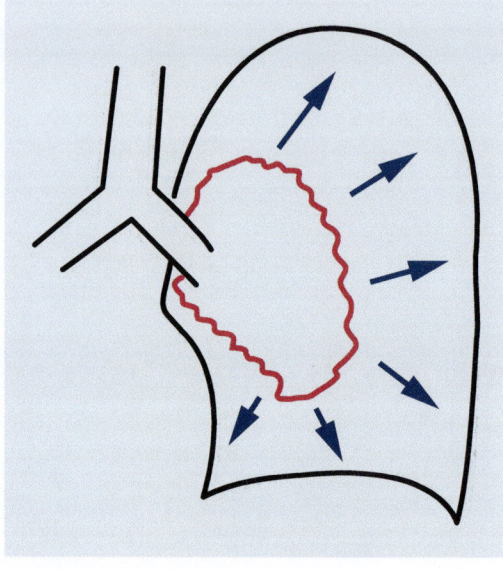

Abb. 3.4 Aufbau eines unphysiologischen intrathorakalen Druckes

aufgebaut werden, der die Atem- und/oder die Kreislauffunktion gravierend beeinträchtigt (Abb. 3.4). In diesen Fällen kann dann ggf. sogar eine Notfallmaßnahme begründet sein. Angesichts von Überlegungen zur Rezidivwahrscheinlichkeit oder zur Krankheitsdynamik ist dann entweder eine Entlastungspunktion oder eine Drainierung indiziert.

3.1.5 Entfaltung passiver Atelektasen

Die Konkurrenz zwischen Flüssigkeit oder Luft/Gas und dem Lungenvolumen führt durch Verdrängung zur Ausbildung von passiven Atelektasen (Abb. 3.5). Neben der Reduktion der Vitalkapazität und damit eventuell verbundener Atemnot ist es vor allem ein zweiter Aspekt, der eine Drainierung begründen kann: die Qualität von pleuralen Ergussansammlungen – eiweiß- oder fibrinreich bis hin zu hämorrhagisch oder gar reinem Blut – entscheidet darüber, ob sich auf der Oberfläche der Atelektase Beläge oder eine Schwarte bildet, die rasch dazu führt, dass sich trotz suffizienter Drainage das komprimierte Lungengewebe nicht mehr entfalten kann. Insofern sind diese Indikationen zur Drainierung auch unter dem Aspekt des zeitabhängigen Erfolges zu stellen.

3.1.6 Einbringen von Medikamenten

Drainierungen des Thorax können nicht nur der Entlastung oder Ableitung aus dem Thorax heraus dienen, sondern sie können auch dazu nützen, ein Agens in den Thorax unter therapeutischen Gesichtspunkten hineinzuapplizieren (Abb. 3.6). Die Indikationsstellung ist neben der Erfolgsquote der Maßnahme auch daran zu bemessen, mit welcher Sicherheit das Zielareal im Thorax erreicht werden kann und ob das verwendete Instrumentarium der geplanten Aufgabe auch gerecht werden kann.

3.2 · Ableitung von Luft/Gas

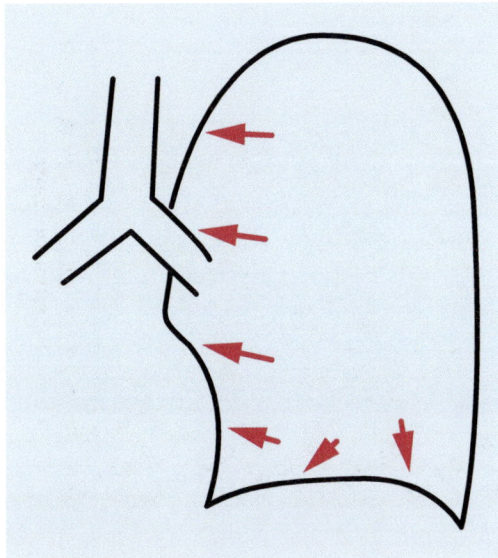

Abb. 3.5 Expansion einer atelektatischen Lunge

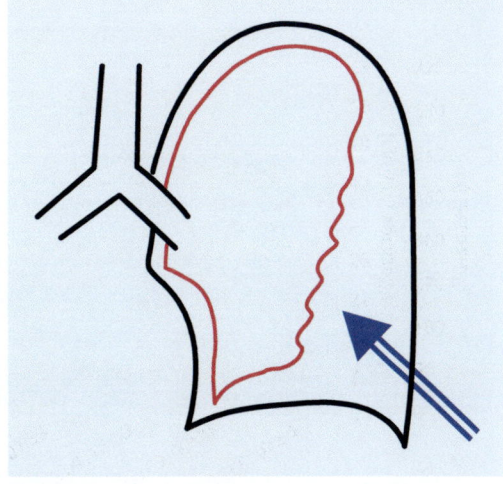

Abb. 3.6 Einbringen von Medikamenten in den Pleuraspalt über eine Drainagesystem

3.2 Ableitung von Luft/Gas

3.2.1 Pneumothorax

Primärer Spontanpneumothorax

Die Indikation zur Drainageanlage beim primären Spontanpneumothorax (PSP) verfolgt verschiedene Zielsetzungen wie Management einer Notfallsituation, Monitoring einer bronchopleuralen Fistel und Therapie der Erkrankung.

Die allgemeine Zielsetzung ist die Entfernung von Luft aus dem Pleuraraum, die dort durch eine Leckage am Lungenparenchym hingelangt ist. Gleichzeitig soll das ganz oder zum Teil kollabierte Lungengewebe (Abb. 3.7) wieder zur Ausdehnung gebracht und im Anschluss daran der pleurale Unterdruck wieder hergestellt und aufrecht erhalten werden.

Wenn sich neben dem Lungenkollaps noch eine intrathorakale Drucksituation aufgebaut hat im Sinne eines Spannungspneumothorax, dann kann der Drainierung auch die Rolle einer dringlichen Notfallmaßnahme zukommen. Da es sich definitionsgemäß um gesundes Lungengewebe handelt – ohne wesentliche strukturelle Stigmata – und sich der Pleuraraum in der Regel in einem normalen physiologischen und anatomischen Zustand befindet, sind bei der Indikationsstellung keine wesentlichen verfahrenstechnischen Überlegungen vonnöten.

Die Notwendigkeit zur Drainierung ist bei der überwiegenden Anzahl der Ereignisse gegeben, sie ist im Wesentlichen abhängig von der Ausprägung des Befundes und von der klinischen Symptomatik (Klopp et al. 2007).

Sowohl von der US-amerikanischen (ACCP) als auch von der britischen Fachgesellschaft (BTS) sind Leitlinien zur Behandlung des primären Spantanpneumothorax erstellt worden (Baumann et al. 2001, MacDuff et al. 2010), wobei beide Regelwerke nicht in allen Punkten zu den gleichen Ergebnissen kommen.

Letztlich verbleibt nur eine kleine Gruppe von Patienten, die für eine rein konservative, beobachtende Vorgehensweise ohne Punktion oder Drainageeinlage geeignet erscheint: Patienten mit „kleinem" Pneumothorax ohne klinische Symptomatik. Aber selbst für diese klinische Situation bleiben die Definitionen in der Literatur unklar und unterschiedlich – sowohl was die Symptome betrifft, als auch in Bezug

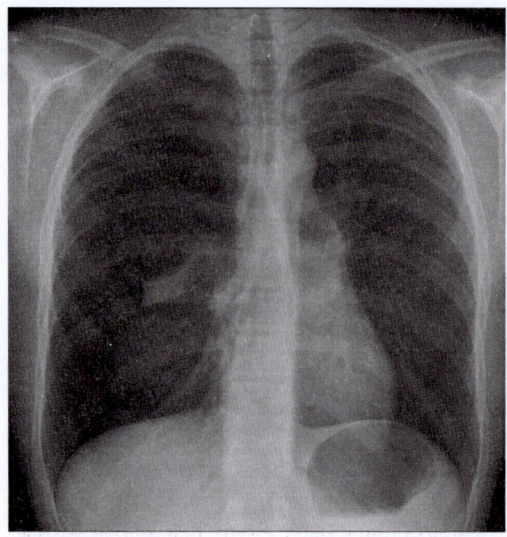

Abb. 3.7 Primärer Spontanpneumothorax ohne Spannungszeichen

auf die Definition, was ein „kleiner" Pneumothorax ist. Die ACCP verwendet als Maß hierzu den Abstand von der Lungenspitze zur oberen Thoraxapertur, die BTS misst den Abstand des Lungenmantels zur Thoraxwand auf Höhe des Lungenhilus. In der Summe der Argumente lässt sich sagen, dass nur bei einem Mantelpneumothorax mit weniger als 1 cm Ablösung der Lunge von der Thoraxwand und bei gleichzeitig fehlender klinischer Symptomatik auf eine Punktion oder eine Drainierung verzichtet werden kann.

In allen anderen klinischen Situationen soll die Luft abgeleitet werden. Hierzu kann eine Absaugung über eine Nadelaspiration erfolgen (Devanand et al. 2004) oder eine Drainierung mit einem dünnlumigen Katheter, der über eine Punktionskanüle eingebracht wird. Die Nadelaspiration wird bei Kleinkindern mit PSP wegen der geringen Erfolgsquote nicht empfohlen (Soccorso et al. 2015). Auch ein Monitoring über das Bestehen einer bronchopleuralen Fistel kann die Nadelaspiration nicht leisten. Mit dünnlumigen Systemen lassen sich initial die Zielsetzungen erreichen (Vedam u. Barnes 2003), aber in der Praxis hat sich gezeigt, dass sich diese Drainagesysteme schnell mit Fibrin verschließen und eine sichere Funktion nicht gewährleistet ist. Häufig wird die Indikation zur Anlage einer Thoraxdrainage von ca. 20 Ch Durchmesser gestellt.

Sollten sich jedoch Hinweise auf das Vorliegen einer persistierenden bronchopleuralen Fistel ergeben, so ist eher ein Drainagedurchmesser von 20–32 Ch indiziert. Mittels einer solchen Drainierung können auch größere Luftvolumina pro Zeiteinheit abgesaugt werden, zudem treten auch Weichteilemphyseme weniger häufig auf. Im Falle eines akut bedrohlichen Spannungspneumothorax kann als Notfallmaßnahme auch die Entlastung über eine simple Nadelpunktion erfolgen.

Neben der Wiederherstellung der physiologischen Verhältnisse im Pleuraraum ist die Drainierung bei PSP oft auch die relevante therapeutische Indikation. Die Drainage verbleibt über einen zu definierenden Zeitraum als Monitoring-System und stellt ggf. die einzige Therapiemaßnahme dar. Die genauen Regeln zu diesem Vorgehen sind nicht einheitlich definiert (ACCP und BTS), unter Berücksichtigung von bekannten Risikofaktoren und situativen Parametern muss letztlich bei jedem Patienten eine individuelle Entscheidung getroffen werden.

> Es gibt nur wenige Ausnahmen, bei denen ein PSP nicht drainiert werden muss!

Sekundärer Spontanpneumothorax

Dem sekundären Spontanpneumothorax (SSP) kann eine Vielzahl von verschiedenen Erkrankungen zugrunde liegen, am häufigsten Veränderungen des Lungenparenchyms wie bei chronisch obstruktiver Lungenerkrankung oder bei interstitiellen Lungenerkrankungen (Ichinose 2015). Bei der Indikationsstellung zur Drainierung muss bedacht werden, dass beim SSP die Drainierung durch extreme Veränderungen des Lungengewebes (z. B. Riesenbullae) oder des Pleuraspaltes (z. B. pleurale Verwachsungen) sehr häufig erschwert sein kann (Abb. 3.8).

In manchen Fällen sind die Konfigurationen der Parenchymveränderungen von der Art, dass sie mit Luftansammlungen eines Pneumothorax verwechselt werden können (Abb. 3.9). Folge davon können neben falschen Drainageindikationen auch Drainagefehllagen oder iatrogene Komplikationen im Sinne von Organverletzungen sein.

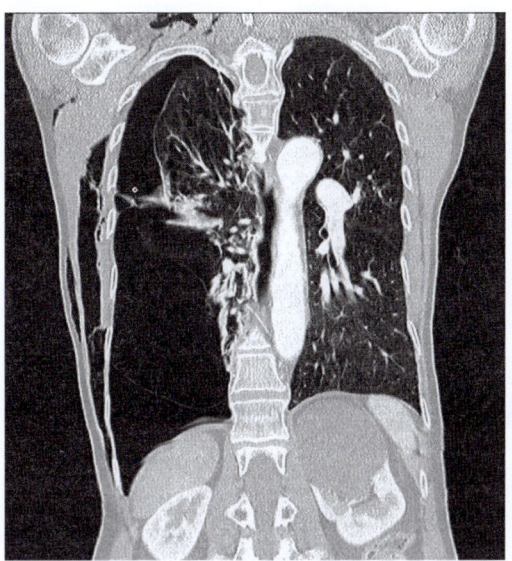

◘ **Abb. 3.8** Pneumothorax bei gleichzeitig vorhandenen Riesenbullae

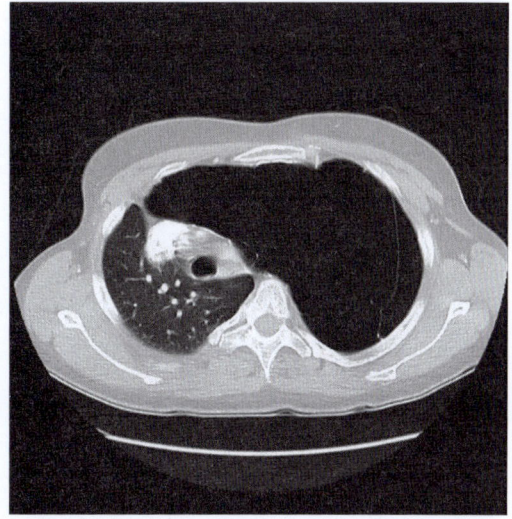

◘ **Abb. 3.9** Vorgetäuschter Pneumothorax bei Riesenbulla

Interstitielle Lungenerkrankungen und die zystische Fibrose sind im Falle eines SSP mit einem hohen Maß an Komplikationen bis hin zur Mortalität behaftet (Flume et al. 2010). Eine suffiziente Drainierung muss rasch indiziert werden, der Versuch einer Nadelaspiration hat sich bei diesen Patienten nicht bewährt!

Im Falle eines SSP muss nahezu immer die Indikation zur Drainierung gestellt werden. Zudem ist mit einem deutlichen Risiko durch bestehende bronchopleurale Fisteln zu rechnen. Insofern ist im Regelfall die Anwendung von Drainagen indiziert, die ein Lumen von mehr als 20 Ch aufweisen. Im Falle von Drainierungen, die das Fistelvolumen nicht suffizient ableiten können (interlobäre Lage, Gewebeabdeckung der Drainage o. Ä.), sollte zügig die Indikation zu einer Neuplatzierung der Drainage oder einer zusätzlichen zweiten Drainage gestellt werden.

> Besonders bei Patienten mit einem SSP kann ein veränderter Pleuraspalt vorliegen (nach Voroperationen, postentzündlich etc.), was die Drainierung schwierig und gefährlich machen kann! Auch Riesenbullae müssen in die Überlegungen miteingeschlossen werden!

3.2.2 Iatrogener Pneumothorax

Der Anteil der iatrogen bedingten Pneumothoraces unter den Patienten mit Pneumothorax ist als sehr hoch einzustufen. Das Grundprinzip zur Indikationsstellung einer Drainierung ist wiederum das Ableiten der Luft aus dem Pleuraraum und die Wiederherstellung der physiologischen Verhältnisse. Herausgefiltert werden müssen diejenigen Patienten, bei denen keine Drainierung oder Punktion vorgenommen werden muss und bei denen eine ausschließliche Beobachtung zur Beherrschung der Situation genügt.

Das Patientengut mit iatrogenem Pneumothorax ist sehr heterogen. Im Wesentlichen lassen sich zwei Indikationsgruppen unterscheiden:

– Die häufigste Ursache von iatrogenem Pneumothorax ist in jeglichen Arten von Punktionen oder Biopsieverfahren zu suchen (Despars et al. 1994). Bei diesen Patienten kann das Vorgehen analog zur Strategie beim primären Spontanpneumothorax gewählt werden. „Kleine" Pneumothoraces können bei fehlenden klinischen Symptomen ohne weitere Maßnahme beobachtet und kontrolliert werden. Alle anderen Befunde werden durch eine Nadelaspiration entlastet oder durch einen

kleinlumigen Punktionskatheter entlastet. Im Falle eines Versagens dieser Vorgehensweise oder bei Vorliegen einer aktiven bronchopleuralen Fistel ist die Anlage einer Thoraxdrainage indiziert.
- Zum anderen ist die Gruppe von Patienten in besonderer Weise zu betrachten, die unter mechanischer Beatmung ein Barotrauma erleiden oder die zum Zeitpunkt der iatrogenen Verursachung des Pneumothorax unter Beatmungsbedingungen stehen. In diesen Situationen ist ein hohes Risiko zur Entwicklung eines Spannungspneumothorax gegeben. Das bedingt die Indikation zur Anlage einer Thoraxdrainage. Kleinlumige Drainagesysteme haben sich in der Praxis dabei nicht bewährt, für diese Indikation wird generell die Verwendung von großlumigen Drainagen (>20 Ch) empfohlen.

> Jeder Pneumothorax während mechanischer Beatmung muss drainiert werden!

3.2.3 Traumatisch bedingter Pneumothorax

Für die Genese eines traumatisch bedingten Pneumothorax ist der penetrierende Mechanismus des Traumas nicht obligat. Zudem ist zu erwarten, dass sich mehr als 30 % der traumatischen Pneumothoraces in der Röntgen-Übersichtsaufnahme der Detektion entziehen und nur in der Computertomografie sichtbar werden (Yadav et al. 2010). In dieser Situation spricht man von einem okkulten Pneumothorax.

Im Regelfall ist ein traumatisch bedingter Pneumothorax eine Indikation für das Legen einer Thoraxdrainage. Wenn es sich um einen alleinigen Pneumothorax handelt – ohne gleichzeitiges Vorliegen eines Hämothorax und ohne eine größere Verletzung des Lungenparenchyms –, so gibt es keine validen Aussagen darüber, welche Drainagedurchmesser zu favorisieren sind. Im Falle der Dysfunktion eines Punktionskatheters sollte die Ableitung jedoch frühzeitig auf eine großlumige Drainage umgestellt werden. Auch bei beatmungspflichtigen Traumapatienten wird die Indikation zu einem Drainagedurchmesser >20 Ch gestellt.

Nur bei Vorliegen eines okkulten Pneumothorax oder in ausgewählten Fällen eines sehr geringen Pneumothorax kann die Drainageindikation zurückgestellt werden zugunsten einer klinischen Beobachtung mit regelmäßigen röntgenologischen Kontrollen. Dies gilt aber lediglich für Patienten, die nicht maschinell beatmet werden (de Lesquen et al. 2015).

Bei klinischen Zeichen des Spannungsthorax kann im Zweifel die Entlastung über eine Punktionskanüle das Notfallmanagement darstellen, rasch gefolgt von der suffizienten Drainierung.

> In den Fällen, in denen ein traumatisch bedingter Pneumothorax nicht drainiert wird, muss eine Überwachung der Patienten gewährleistet sein!

3.2.4 Weichteilemphysem

Eine klinische Sondersituation ist gegeben, wenn im Rahmen der o. g. Erkrankungen oder auch unter bereits bestehender Drainierung des Pleuraraumes ein Weichteilemphysem entsteht. Besonders häufig tritt es nach Drainierungen auf, die durch einen Pneumothorax während mechanischer Beatmung indiziert wurden. Insofern wurde in der Literatur zum Teil gemutmaßt, dass es sich um eine übliche Komplikation von Thoraxdrainagen handelt.

Zwei Konstellationen sind bei den Überlegungen zu weiteren Therapiemaßnahmen besonders zu berücksichtigen:
- Einerseits liegt häufig ein „Missmatch" vor zwischen dem Luftvolumen im Pleuraraum – das durch eine hochvolumige bronchopleurale Leckage oder durch starke Atemexkursionen wie Husten beschleunigt wird – und der maximalen Ableitungskapazität der liegenden Drainage. In diesem Falle muss überprüft werden, ob der gewählte Drainagequerschnitt zu klein ist und die Drainage gewechselt werden muss oder ob das Einbringen einer oder sogar mehrerer weiterer Drainagen indiziert ist. Diese zusätzlichen Drainierungen sind optimalerweise so zu legen, dass sie den bestehenden pleuralen Luftraum erreichen oder in die thorakale Region zielen, in die sich die Luft ausbreitet.

3.3 · Ableitung von Flüssigkeit

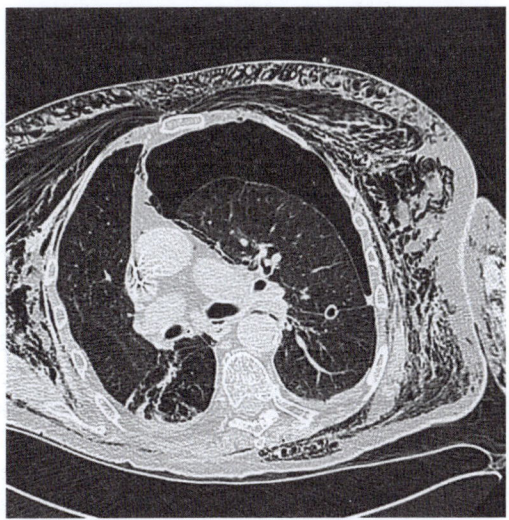

 Abb. 3.10 Drainagefehllage im Interlobärspalt mit konsekutivem Weichgewebeemphysem

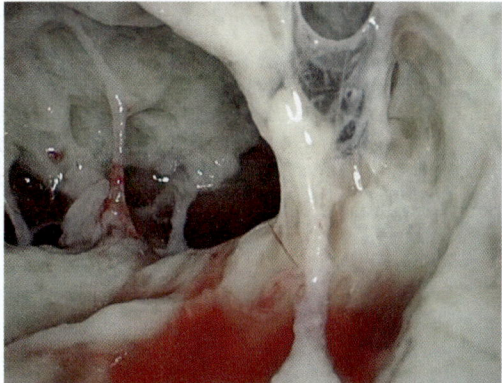

 Abb. 3.11 Gekammertes, fibropurulentes Pleuraempyem

- Andererseits kann die Ursache des Weichteilemphysems auch darin begründet sein, dass eine liegende Drainage durch Gewebe abgedeckt wird und die Luftableitung nicht optimal gewährleistet ist (Abb. 3.10). Auch in diesem Fall besteht die Indikation zu einer Neuplatzierung oder für weitere Drainierungen.

> Weichteilemphyseme unter Drainierung müssen kausal abgeklärt und ggf. geeignete Maßnahmen ergriffen werden. Eine passive Strategie kann gefährlich sein!

3.3 Ableitung von Flüssigkeit

3.3.1 Parapneumonischer Erguss und Empyem

Die Inzidenz von pleuralen Infektionen ist hoch, ebenso wie die assoziierte Morbidität und Mortalität. Ebenso hoch ist die Anzahl an medizinischen Strategien in Bezug auf Diagnostik und Therapie, wobei hier die Indikationsstellung zur Punktion oder Drainageanlage eine große Rolle spielt. Es gibt Versuche, diese therapeutische Vielfalt in Leitlinien rational zu ordnen (Davies et al. 2010).

Speziell für die Indikationsstellung von thorakalen Drainierungen im Zusammenhang mit pleuralen Infektionen sei darauf hingewiesen, dass es sich um ein Krankheitsbild handelt, das selten einen definierten Zustand darstellt, sondern vielmehr in einem stetigen Wandel begriffen ist – sowohl in Bezug auf die Morphologie wie auch auf die Konsistenz der pleuralen Flüssigkeitsansammlung. Zudem ist häufig von einem gekammerten Prozess auszugehen, der wiederum unterschiedliche Entwicklungsstadien der Erkrankung abbilden kann (Abb. 3.11).

Parallel zum morphologischen Wandel des pleuralen Befundes entwickelt sich auch eine Art der Kompromittierung der Lunge (viszerale Schwarte oder gefesselte Atelektase), die selbst einen Krankheitswert hat und häufig therapiebedürftig ist. Aus diesen Betrachtungen erschließt sich die Schwierigkeit in Hinblick auf die Konzeption bzw. Indikation von Drainierungen bei der Behandlung des parapneumonischen Ergusses oder des manifesten Empyems.

Entwickelt sich als Komplikation einer Pneumonie ein pleuraler Erguss oder besteht aus anderen Gründen der Verdacht auf eine pleurale Infektion und ist gleichzeitig die Flüssigkeit im Pleuraraum frei auslaufend und ohne Septierungen, dann ist eine Punktion des Befundes indiziert. Sie dient einerseits der Diagnostik, sollte aus pragmatischen Gründen andererseits jedoch zugleich als eine vollständige Entlastungspunktion durchgeführt werden, was nicht selten die definitive Therapie darstellt.

Das Rezidivieren des parapneumonischen Ergusses ist häufig und kann auch sehr schnell stattfinden (<24 h). In diesem Falle ist bereits die Drainierung angezeigt: als Therapiemaßnahme und zum Zwecke des Monitorings. Hierbei ist strittig, ob eine Punktionsdrainage oder eine großlumige Drainage zum Einsatz kommen soll. Speziell bei der Behandlung des Empyems zeigen kleinlumige Drainagen eine hohe Rate an Funktionsversagen. In Kenntnis der möglichen Dynamik der Erkrankung ist die Methodik dann entsprechend schnell zu korrigieren, denn die Morbidität und die Dauer des Krankheitsverlaufes werden speziell an dieser Stelle konditioniert! Da – je nach Behandlungskonzept – in diesem Stadium der Erkrankung, in dem sich die Ergussmorphologie zu ändern beginnt (zunehmend fibrinreich), eine Enzyminstillation in den Pleuraraum geplant sein kann, müsste das Drainierungssystem so indiziert werden, dass es technisch dafür geeignet ist.

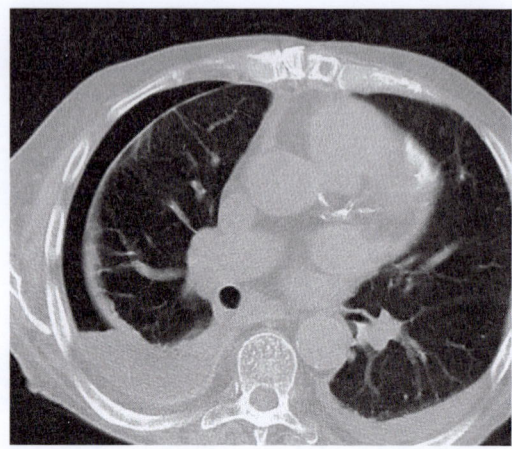

Abb. 3.12 Viszerale Pleuraschwarte

Am Übergang des als rein „exudativ" zu bezeichnenden frühen Stadiums in der Entwicklungskaskade pleuraler Infektionen hin zum „fibropurulenten" Befund ist eine großlumige Thoraxdrainierung sicher indiziert. Je nach Behandlungskonzept können auch mehr als eine Drainage und ggf. auch die Anwendung von speziellen Spüldrainagen in Betracht kommen.

Auch an dieser Stelle der Drainagebehandlung ist Therapieversagen häufig und zwar in dem Sinne, dass – bedingt durch eine beginnende viszerale Schwartenbildung – die Lunge selbst nach erfolgreicher Empyemdrainierung nicht mehr vollständig expansionsfähig ist (◘ Abb. 3.12 und ◘ Abb. 3.13).

> Bei entzündlich bedingten Pleuraergüssen laufen parallel zur Entwicklung des rein pleuralen Befundes gleichzeitig auch Veränderungen an den Oberflächen von Lunge und Zwerchfell ab, die in sich wiederum einen Krankheitswert besitzen können. Die erfolgreiche Therapie ist zeitabhängig!

In vielen Therapiestrategien spielen die o. g. Überlegungen bzgl. der Heterogenität der Befunde insofern eine Rolle, dass frühzeitig die Morphologie und das genaue Erkrankungsstadium zu erfassen sind und möglichst simultan die angepasste Therapie ausgeführt werden soll. Diesen Anforderungen können häufig videoassistierte thorakoskopische Eingriffe gerecht werden (Bilgin et al. 2006). Hier ist die „Drainierung unter Sicht" indiziert, ggf. auch die Installation einer geeigneten und befundangepassten pleuralen Spülvorrichtung. Die Drainierungen werden in diesem Falle so gewählt, dass sowohl der Zulauf von Spüllösungen als auch der Ablauf physikalisch einwandfrei gewährleistet sind und möglichst der gesamte Befund von der Spülung erreicht wird.

Wird in der fibropurulenten Phase des Empyems evident, dass ein operativer Eingriff indiziert ist, stellt sich in der klinischen Situation gleichzeitig jedoch eine starke systemisch-septische Reaktion dar, die mit erheblichen Narkose- und perioperativen Risiken verbunden ist, so kann die Indikation zu einer Drainierung im Sinne einer Detoxikierung gestellt werden mit dem Ziel, die Operation später unter verbesserten Bedingungen ausführen zu können.

Ist die pleurale Infektion bereits so weit fortgeschritten, dass von einem Stadium der „Organisation" ausgegangen werden muss, sind jedoch operative Maßnahmen wie eine Lungendekortikation angesichts klinischer und situativer Überlegungen zu diesem Zeitpunkt ungünstig, dann kann die Indikation zur Drainierung auch unter dem Aspekt gestellt werden, dass der lokalen Fortentwicklung des Bundes hin zu einem Abszess oder einem Empyema necessitate entgegengewirkt werden soll.

Entwickelt sich im Rahmen der Empyembehandlung eine pleurale Kammerung im Sinne eines

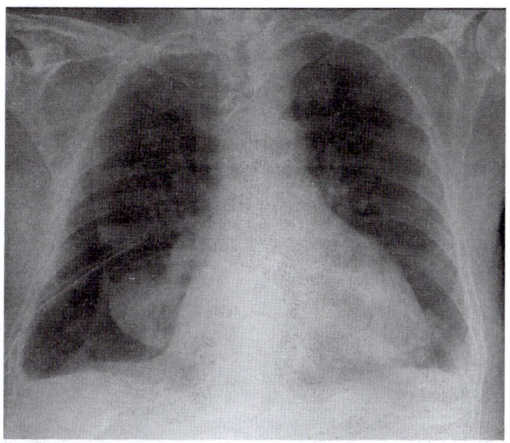

◘ Abb. 3.13 „Gefesseltes", nicht expansionsfähiges Lungenparenchym

Restbefundes mit klinischen Infektionszeichen, so kann je nach Lokalisation des Befundes auch die Indikation zu einer radiologisch oder sonografisch gesteuerten Zieldrainierung gestellt werden (z. B. Pigtail-Drainage).

> Alle Drainierungs- und Therapiemaßnahmen bei entzündlich bedingten Pleuraergüssen müssen bezüglich ihres Erfolges kurzfristig kontrolliert werden!

3.3.2 Maligner Pleuraerguss

Drainierungen verschiedener Art können in der Behandlung des malignen Pleuraergusses mit unterschiedlicher Zielsetzung indiziert sein. Bei allen Indikationsstellungen muss integraler Bestandteil der Überlegungen der Sachverhalt sein, dass die Erkrankung ein Symptom von Grunderkrankungen darstellt, die eine äußerst schlechte Gesamtprognose haben (Ried u. Hofmann 2013). Zu beachten ist jedoch, dass dabei deutlich zwischen den einzelnen Tumorentitäten differenziert werden muss (◘ Tab. 3.1).

Die Drainierungen bei malignem Pleuraerguss haben zwei Zielsetzungen: die Ergussableitung zur Wiederentfaltung der Lunge bei zum Teil erheblicher klinischer Symptomatik im Sinne von Dyspnoe und das Einbringen von Medikamenten in den Pleuraspalt zur Induktion einer Pleurodese.

Die Ergussbildungen können zum Teil erheblichen expansiven Charakter haben und bei den Patienten mit fortgeschrittener Tumorerkrankung massive kardiorespiratorische Symptome bewirken. Eine Entlastungspunktion kann in dieser Situation die Rolle einer Notfallmaßnahme darstellen. Wiederholte Entlastungspunktionen sollten hier eher vermieden werden, das Infektrisiko ist zu hoch. Sie werden allenfalls in einer Erkrankungssituation vorgenommen, in der eine Lebenserwartung von weniger als vier Wochen unterstellt wird. Ist die Gesamtprognose sehr schlecht und ist die Zielsetzung der Drainierung die Symptomlinderung in der Endphase der Erkrankung, dann ist in der Regel die Drainierung über eine Punktionskatheterisierung ausreichend und effektiv. Eine solche Maßnahme sollte schon frühzeitig bei Auftreten von Malignom-induzierten Pleuraergüssen ergriffen werden, da bei zum Teil hämorrhagischen Ergüssen das Risiko einer Lungenfesselung in Teilatelektase groß ist. Zudem erhält man einen validen Eindruck darüber, ob zwischen dem parietalen und dem viszeralen Pleurablatt noch soweit Kongruenz hergestellt werden kann, dass eine Pleurodese erfolgversprechend erscheint.

Ist der Pleuraerguss sehr hochvolumig, dann sollte die Ergussableitung möglichst fraktioniert vorgenommen werden – das heißt in Portionen von ca. 1500 ml/24 h –, damit Entfaltungs-induzierte Lungenödeme vermieden werden (◘ Abb. 3.14). Diese Gefahr ist insbesondere bei simultan vorliegender intrapulmonaler Lymphangiosis sehr hoch.

Wird neben der Ergussentlastung gleichzeitig mit der Drainierung eine Pleurodese beabsichtigt, so kann die kleinlumige Drainierung diesem Anliegen durchaus gerecht werden, solange Medikamente zu Anwendung kommen, die in Lösung gebracht werden können und die für eine Instillation über ein Drainagesystem geeignet sind (Doxycyclin, Bleomycin etc.). Die höchste Effektivität ist von einer Pleurodeseinduktion durch Talkum zu erwarten. Talkum ist in Flüssigkeiten nicht löslich und kann nur suspendiert werden, weshalb nach Einschwemmung in den Pleuraraum oft punktuelle Depots – insbesondere in den Zwerchfell-Recessi – beobachtet werden. Am effektivsten ist die Talkum-Poudrage (Stefani et al. 2006), bei der das Talkum homogen in den Pleuraraum eingestäubt wird. Insofern stellt die Drainierung unter thorakoskopischer Sicht mit gleichzeitiger

Tab. 3.1 Inzidenz der Pleurakarzinose mit malignem Pleuraerguss. (Mod. nach Ried u. Hofmann 2013)

Tumorentität (alle Stadien)	Patienten mit Pleurakarzinose [%]	Primärtumor nach Zytologie [%]	Geschätztes medianes Überleben [Monate]
Bronchialkarzinom	ca. 8–15	25–52	6–8
Mammakarzinom	ca. 2–12	3–27	6–48
Lymphom	ca. 7	12–22	6–7
Andere Tumoren	k. A.	29–46	k. A.

k. A. keine Angaben.

Diagnosestellung/Gewebeentnahme und Talkum-Poudrage häufig eine pragmatische Vorgehensweise mit hoher Effektivität und geringer Belastung für den Patienten dar. Im Anschluss verbleibt die Drainierung, bis die Pleurodese tragfähig erscheint.

Sollten sich nach Pleurodese weiterhin rezidivierende, klinisch relevante Pleuraergüsse einstellen oder ist eine Pleurodese rein morphologisch (Inkongruenz der Pleurablätter) nicht möglich, dann kann die Implantation eines pleuralen Dauerkatheters indiziert sein (PleurX® Drainage-System, CareFusion Germany, Kelberg, Deutschland). Dieses Drainagesystem kann für den Verlauf der Erkrankung im Pleuraraum belassen werden, ist hygienisch unproblematisch, schränkt die Bewegungsmöglichkeiten des Patienten wenig ein und hat keine negativen Auswirkungen auf Pflegemaßnahmen. Gelegentlich kommt es fibrinbedingt zu Drainageverklebungen, die durch pleurale Anwendung von Fibrinolytika behoben werden können. In der Literatur werden bei bis zu 60 % der Patienten „spontane" Pleurodesen angegeben, die die Entfernung der Dauerdrainage zu einem späteren Zeitpunkt ermöglichen.

Zur Entlastung von stark hämorrhagischen Ergüssen sollten Drainagesysteme mit adäquatem Druchmesser (>20 Ch) zur Anwendung kommen, um Drainagedysfunktionen zu vermeiden. Bei relevanter Blutung von Pleurakarzinosen ist gelegentlich auch die Anwendung von Spüldrainagen indiziert.

> Sind bei malignen Pleuraergüssen Pleurodesemaßnahmen indiziert, so sollten sie frühzeitig im Krankheitsverlauf vorgenommen werden. Die Auswahl der Therapie- oder Palliativmaßnahmen muss unter Berücksichtigung der jeweiligen Krankheitsprognose erfolgen.

3.3.3 Benigner Pleuraerguss

Sind unter klinischer Situationsbeurteilung die o. g. Gründe für einen Pleuraerguss zunächst ausgeschlossen (parapneumonischer Erguss, maligner Pleuraerguss) und liegt kein traumatisch bedingter Pleuraerguss vor, dann wird nur äußerst selten initial die Indikation zu einer Pleuradrainierung gestellt.

Im Rahmen der weiterführenden Diagnostik stellt die diagnostische Punktion dann eine Schlüsselfunktion dar, die Literatur beschreibt viele Empfehlungen für die strategische Differenzialdiagnostik (Hooper et al. 2010). Insbesondere die Differenzierung zwischen einem pleuralen Transsudat und einem Exsudat eröffnet bereits die Wahrscheinlichkeitsanalyse für das Vorliegen präferentieller Differenzialdiagnosen:

– Im Falle eines Transsudates ist in erster Linie mit einer Linksherzinsuffizienz, einer Funktionsstörung der Leber oder einem nephrotischen Syndrom zu rechnen. Es gibt jedoch eine Vielzahl weiterer – zum Teil auch sehr seltener – Diagnosen, die ein pleurales Transsudat bedingen können. Allen Situationen gemeinsam ist, dass eine primäre Drainierung des Pleuraraumes fast nie indiziert ist. Mit einer Wahrscheinlichkeit von über 85 % ist im Verlauf der Therapie der Grunderkrankung mit einer Regredienz der pleuralen

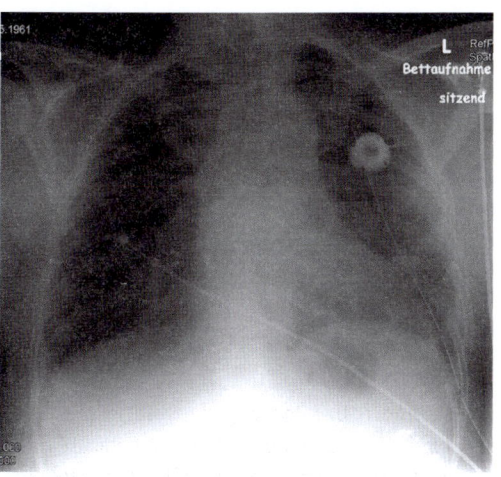

Abb. 3.14 Beginnendes Reperfusionsödem nach Drainierung eines großen Pleuraergusses links

Therapieerfolges. Den pleuralen Exsudaten ist auch gemeinsam, dass sie oft schon frühzeitig die Morphologie von Ergusskammern ausbilden bzw. die atelektatischen Lungenanteile in ihrer ungünstigen Form „fesseln". Angesichts dieser Überlegung sollte – z. B. bei Zugrundeliegen von Erkrankungen des rheumatischen Formenkreises – auf gelegentliche Entlastungspunktionen zugunsten einer passageren Drainierung verzichtet werden. Hierzu sind kleinkalibrige Drainagesysteme in der Regel effektiv.

> Pleuraergüsse, die weder entzündlich noch maligne oder durch Trauma bedingt sind, bedürfen zunächst einer genauen differenzialdiangostischen Untersuchung!

Flüssigkeitsansammlungen zu rechnen. In sehr seltenen Fälle ist das Rezidivieren des Pleurabefundes so ausgeprägt, dass eine Pleurodese erwogen werden kann. Der Drainierung kommt dann im ersten Schritt eine Monitoring-Funktion zu mit Erfassung der genauen zirkadianen Dynamik der Ergussproduktion. Zum Zwecke der Pleurodese muss dann ein Drainagesystem gewählt werden, das die Zielerreichung in Abhängigkeit von der Methodik, die angewendet werden soll, optimal gewährleistet.

– Bei Vorliegen eines Exsudates ist am häufigsten mit einer malignen Erkrankung der Pleura, einem parapneumonischen Erguss oder einer spezifischen Pleuraerkrankung zu rechnen. Über die Drainageindikationen in diesen Fällen wurde oben bereits berichtet. In das diagnostische bzw. therapeutische Kalkül müssen insbesondere auch Pleuritiden unterschiedlicher Genese miteinbezogen werden, ebenso wie gutartige Pleuraprozesse bei Mesotheliom. In beiden klinischen Situationen wird mit hoher Wahrscheinlichkeit früher oder später die Notwendigkeit einer Pleurabiopsie bestehen, so dass die Drainierung im Rahmen dieses – meist thorakoskopischen – Vorgehens vorgenommen wird, vor allem wiederum als Monitoring-Maßnahme und vorübergehender Flüssigkeitsableitung bis zum Einsetzen eines

Pleuraerguss nach Herzoperation

Eine Sonderform der benignen exsudativen Pleuraergüsse stellen die pleuralen Ergussansammlungen nach vorangegangener Herzoperation dar – am häufigsten nach koronarer Revaskularisation. Hier darf nicht eine gemeinsame zugrundeliegende Ätiologie angenommen werden. In das kausale Spektrum reihen sich vorübergehende Herzinsuffizienz oder postoperativer Hämothorax ebenso ein wie ein Postperikardiotomie-Syndrom oder chylöse Ergussformen nach Freilegung der A. thoracica interna. Ein konservativer Therapieversuch ist in den meisten Fällen gerechtfertigt (Light et al. 2002). Ein Therapieversagen muss jedoch frühzeitig erkannt werden, und dann besteht die Indikation zur Drainierung. Sollten sich die Ergussansammlungen durch die Drainierung nicht mehr mobilisieren lassen, dann besteht bereits die Notwendigkeit der Therapieeskalation in Anlehnung an das Verfahren bei parapneumonischen Ergüssen, in der Regel als thorakoskopische Intervention. Hauptanliegen hierbei ist die Vermeidung oder auch Beseitigung von konsolidierten/organisierten pleuralen Formationen.

> Pleuraergüsse nach Herzoperationen, die sich unter einer suffizienten konservativen Therapie nicht zurückbilden, dürfen nicht über längere Zeit ohne Drainierung verbleiben!

3.3.4 Chylothorax

Auch wenn das differenzialdiagnostische Spektrum der Ursachen von chylösen oder pseudochylösen Pleuraergüssen sehr weit gefächert ist und von gutartigen Diagnosen bis hin zu Malignom-assoziierten Diagnosen reicht, ist uniform in der Regel eine initiale Drainierung angezeigt. Neben dem zirkadianen Monitoring der Produktionsmenge ist oftmals mit der Drainierung bereits auch ein therapeutischer Schritt eingeleitet.

Die kausalitätsbezogenen Behandlungskonzepte reichen von rein diätetischen Maßnahmen über medikamentöse Therapien bis hin zu radiologisch-interventionellen oder chirurgischen Eingriffen (Bender et al. 2016). Während aller dieser Maßnahmen ist die pleurale Drainierung zum Monitoring des zirkadianen Volumens indiziert und damit verbunden auch die Funktion der Erfolgskontrolle unter laufender Therapie (◘ Abb. 3.15). Zur Notwendigkeit bestimmter Drainagekonfigurationen gibt es in der Literatur wenige deckungsgleiche Aussagen, insofern kann davon ausgegangen werden, dass sowohl die dünnlumige Punktionskatheterisierung in Betracht kommt wie auch die Thoraxdrainage mit größerem Lumen.

Sollte im Therapiealgorithmus eine medikamentös induzierte Pleurodese oder die Pleurektomie einen Stellenwert haben, dann ist die primäre Anlage von Drainagen mit größerem Lumen zu empfehlen (>20 Ch).

Die Gefahr einer drainageassoziierten pleuralen Infektion ist als gering einzustufen, insofern besteht keine initiale Indikation zur Einlage von Spüldrainagen.

> **Chylöse Pleuraergüsse sollten initial immer drainiert werden!**

3.3.5 Hämothorax

Die meisten Hämothoraces stehen in Zusammenhang mit einem Thoraxtrauma (◘ Abb. 3.16). Daneben gibt es jedoch noch eine Vielzahl anderer Ursachen, die einen Hämothorax bedingen können, allen voran maligne Erkrankungen der Pleura und spontane Blutungen unter systemischer Antikoagulation.

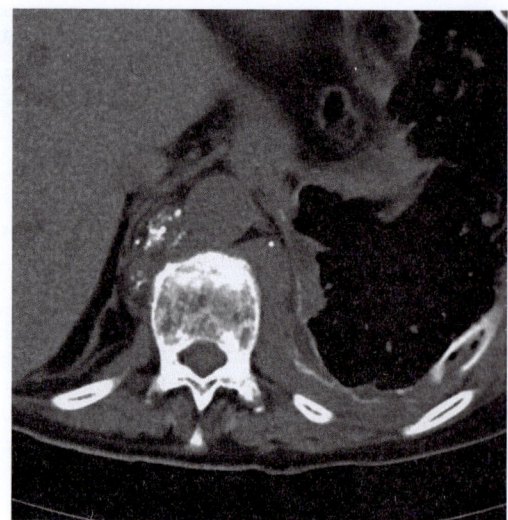

◘ **Abb. 3.15** Lymphografie mit Kontrastmittelaustritt nach links-pleural und direktem Zufluss zur liegenden Pleuradrainage

Unabhängig von der Ätiologie sollte bei jedem Hämothorax die Indikation zur Drainierung gestellt werden. Analog zur Beschaffenheit der pleuralen Flüssigkeit ist bereits initial ein Drainagesystem mit großem Durchmesser zu wählen (>24 Ch). Die Indikation zur Drainierung wird durch folgende Zielsetzungen unterlegt:
— möglichst komplette Evakuierung von Blut aus dem Pleuraraum,
— Monitoring von Blutungsmenge und Blutungsaktivität,
— ggf. therapeutisch durch verbesserte Hämostase bei Kongruenz der Pleurablätter,
— Vermeidung konsekutiver Probleme wie chronische Atelektase oder Pleuraempyem.

Bei traumabedingter Genese des Hämothorax ist häufig zusätzlich ein Pneumothorax im Sinne eines kombinierten Hämopneumothorax vorhanden. Die Indikationen und Prinzipien der Drainierung des traumatischen Pneumothorax wurden in ▶ Abschn. 3.2.3 bereits erörtert. In der Praxis kann in dieser Situation die Anlage von mindestens zwei Drainagen am entsprechenden Hemithorax indiziert sein, damit die jeweiligen Zielsetzungen effektiv erreicht werden.

Gerade beim Hämothorax muss die Drainierung kurzfristig und engmaschig in Hinblick auf

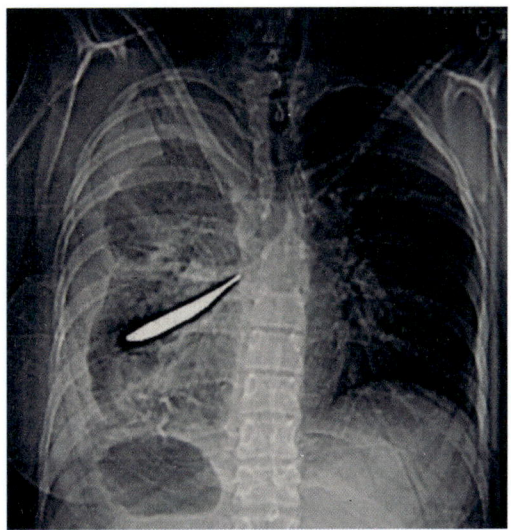

 Abb. 3.16 Hämothorax durch Messerstichverletzung

Effektivität untersucht werden, da die Rate an Drainagefehlfunktionen hoch ist. Von der Blutungsaktivität können weitere wichtige Therapiekonsequenzen abhängig sein, weshalb auf eine ungestörte Monitoring-Funktion nicht verzichtet werden darf. Auch zur Abwendung späterer Komplikationen – allen voran die chronische Atelektase – ist das Monitoring notwendig. Im Zweifel muss die Indikation zu einer weiteren zusätzlichen Drainage oder zur Neuanlage der Drainage gestellt werden. Bereits zu diesem Zeitpunkt ist die Notwendigkeit einer thorakoskopischen Exploration zu erwägen, da von einer prolongierten frustranen Drainierung eines Hämothorax im Zeitverlauf keine Verbesserung des Ergebnisses zu erwarten ist.

> Jeder Hämothorax sollte initial drainiert werden. Die Auswahl des Drainagesystems sollte ebenso suffizient sein wie die kurzfristige Erfolgskontrolle!

3.4 Umleitung von pleuraler Flüssigkeit

In den bereits oben genannten Fällen von pleuralen Flüssigkeitsansammlungen gibt es vereinzelt Konstellationen, in denen auch Drainierungssysteme zum Einsatz kommen, die eine Flüssigkeitsumleitung erzeugen sollen.

Allgemeines Merkmal dieser Ausnahmesituationen ist ein vorangegangener Therapiealgorithmus, der nicht – oder zumindest nicht vollumfänglich – zum Erfolg geführt hat. Das kann vor allem bei der Behandlung von chylösen Pleuraergüssen mit extrem hoher Flüssigkeitsproduktion pro Tag der Fall sein oder auch bei ausgeprägtem Aszites, der transdiaphragmal in den Pleuraraum gelangt. Je nach Zusammensetzung der Flüssigkeit kann die Symptomatik dann zusätzlich durch ein gravierendes Eiweiß-Verlustsyndrom erschwert sein.

In diesen Fällen kann die Indikation zur Flüssigkeitsumleitung gestellt werden. Hierbei wird der Pleuraerguss entweder in ein anderes Körperkompartiment (etwa dem peritonealen Raum) umgeleitet mit der Zielsetzung der verbesserten Resorptionskapazität, oder der Erguss soll in den Intravasalraum rückgeführt werden, um die Eiweißverluste zu reduzieren. Das zur Verfügung stehende Drainagesystem ist der sogenannte Denver®-Shunt (CareFusion Germany, Kelberg, Germany). Je nach Art der Implantation kann die Flüssigkeitsumleitung pleuroperitoneal, pleurovenös und peritoneovenös erfolgen. Für die Indikationsstellung zur Implantation eines solchen Systems muss einerseits die Pathophysiologie der Grunderkrankung berücksichtigt werden, andererseits müssen die vielfältigen Arten der möglichen Komplikationen in die Risiko-Nutzen-Abwägung miteinfließen (Perera et al. 2011).

Initial nach Implantation eines Denver®-Shunt sollte der Pleuraraum noch zusätzlich mit einer klassischen pleuralen Drainierung versehen sein, so lange bis sich die Funktion des Shunts komplikationslos eingespielt hat.

> Die Umleitung von Pleuraergüssen ist eine Individualmaßnahme, die präzise abgewogen werden muss!

3.5 Drainierung postoperativ

Bei allen operativen Maßnahmen am Thorax, bei welchen perioperativ mit Ansammlungen von Luft, seröser Flüssigkeit oder Blut im Pleuraraum zu rechnen ist, muss die Indikation zur postoperativen

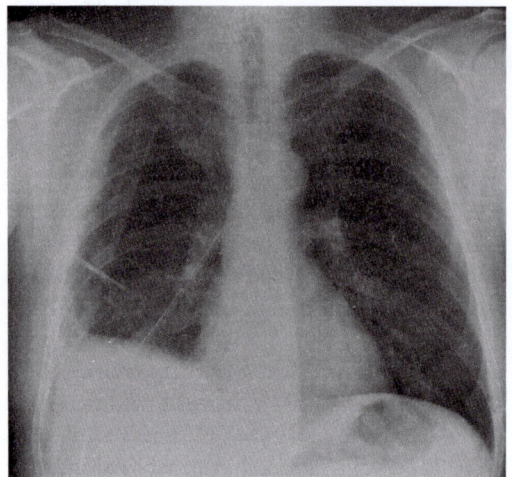

Abb. 3.17 Typische postoperative Drainierung nach Lungenresektion mit zwei Drainagen

Drainierung gestellt werden. Das betrifft ein ausgedehntes Operationsspektrum aus Thoraxchirurgie, Herzchirurgie, Ösophaguschirurgie, Gefäßchirurgie, Neurochirurgie und orthopädischer Chirurgie.

Prinzip der Drainierung ist die Ableitung von Luft und Flüssigkeiten aus dem Pleuraraum bzw. dem Mediastinum. Dementsprechend muss die Indikation zur Drainierung so gestellt werden, dass die Drainageanordnung folgenden Ansprüchen gerecht wird:
- zielgerichtete Drainage: suffiziente Drainierung des Operationsfeldes,
- strategische Drainagelokalisation: geeignet für die suffiziente Ableitung von Luft, ggf. auch mit hohem Flow,
- strategische Drainagelokalisation: geeignet für die Ableitung von Flüssigkeit, ggf. auch unter Antizipation von sekundär entstehenden pleuralen Kammerungen,
- Drainagelumen: ausgelegt auf Förderung von Blutkoageln und Fibrin (>24 Ch),
- fakultativ: Spülmöglichkeit über Spüldrainagen.

Für die Lösung dieser Anforderungen werden in der Praxis – je nach individueller chirurgischer Lehrmeinung – verschiedene Ansätze favorisiert. Häufig wird jedoch aus den genannten Gründen eine Drainierung mit mindestens zwei Drainagen angestrebt, in klassischer Weise eine „Luftableitung" ventroapikal im Thorax und eine „Flüssigkeitsableitung" mit Platzierung dorsobasal bzw. paravertebral (Abb. 3.17).

Insbesondere bei kontaminiertem Operationsfeld und in der Chirurgie von septischen Erkrankungen am Thorax werden auch Indikationen für die Anwendung von Spüldrainagen gestellt, die postoperativ eine suffiziente Spülung des Operationsfeldes oder von präformierten Kammerungen und Höhlenbildungen gewährleisten sollen.

> Die postoperative pleurale Drainierung sollte möglichst auf Basis von Standards erfolgen, die in den Behandlungseinheiten definiert werden!

Literatur

Baumann M, Strange C, Heffner J, et al. (2001) Management of Spontaneous Pneumothorax. An American Colllege of Chest Physicians Delphi Consensus Statement. Chest 119: 590–602

Bender B, Murthy V, Chamberlain RS (2016) The changing management of chylothorax in the modern era. Eur J Cardiothoracic Surg 49: 18–24

Davies HE, Davies R, Davies C, on behalf of the BTS Pleural Disease Guideline Group (2010) BTS-Guideline: Management of pleural infection in adults. Thorax 65 (Suppl 2): ii41–ii53

de Lesquen H, Avro JP, Gust L, et al. (2015) Surgical management for the first 48 h following blunt chest trauma: state of the art (excluding vascular injuries). Interact CardioVasc Thorac Surg 20: 399–408

Despars JA, Sassoon CSH, Light RW (1994) Significance of iatrogenic pneumothoraces. Chest 105: 1147–1150

Devanand A, Koh MS, Ong TH, et al. (2004) Simple aspiration versus chest-tube insertion in the management of primary spontaneous pneumothorax: a systematic review. Respir Med 98: 579–590

Flume PA, Mogayzel Jr PJ, Robinson KA, et al. (2010) Cystic fibrosis pulmonary guidelines: pulmonary complications: hemoptysis and pneumothorax. Am J Respir Crit Care Med 182: 298–306

Hooper C, Lee G, Maskell N, on behalf of the BTS Pleural Guideline Group (2010) BTS-Guideline: Investigation of a unilateral pleura effusion in adults. Thorax 65: ii4–ii17

Ichinose J, Nagayama K, Hino H (2015) Results of surgical treatment for secondary spontaneous pneumothorax according to underlying diseases. Eur J Cardiothorac Surg 49: 1132–1136

Klopp M, Dienemann H, Hoffmann H (2007) Treatment of Pneumothorax. Chirurg 78: 655–668

Light R, Rogers J, Moyers J, et al. (2002) Prevalence and clinical course of pleural effusion at 30 days after coronary artery and cardiac surgery. Am J Respir Crit Care Med 166: 1567–1571

MacDuff A, Arnold A, Harvey J, on behalf of the BTS Pleural Disease Guideline Group (2010) Management of spontaneous pneumothorax: British Thoracic Society pleural disease guideline 2010. Thorax 65 (Suppl 2): ii18–ii31

Perera E, Bhatt S, Dogra VS (2011) Complications of denver shunt. J Clin Imaging Sci 1: 6

Ried M, Hofmann HS (2013) Dtsch Arztebl Int 110: 313–318

Soccorso G, Anbarasan R, Singh M, et al. (2015) Management of large primary spontaneous pneumothorax in children: radiological guidance, surgical intervention and proposed guideline. Pediatr Surg Int 31: 1139–1144

Stefani A, Natali P, Casali C, et al. (2006) Talc poudrage versus talc slurry in the treatment of malignant pleural effusion. A prospective comparative study. Eur J Cardiothorac Surg 30: 827–832

Vedam H, Barnes DJ (2003) Comparison of large- and small-bore intercostal catheters in the management of spontaneous pneumothorax. Int Med J 33: 495–499

Yadav K, Jalili M, Zehtabchi S (2010) Management of traumatic occult pneumothorax. Resuscitation 81: 1063–1068

Yarmus L, Feller-Kopman D (2012) Pneumothorax in the critically ill patient. Chest 141: 1098–1105

Drainagearten und -katheter

E. Hecker

4.1   Einleitung – 40

4.2   Drainagematerial – 40

4.3   Drainagearten – 41

       Weiterführende Literatur – 45

4.1 Einleitung

Eine Systematik für thorakale/pleurale Drainagen und Katheter zu erstellen, ist nach vielfältigen Gesichtspunkten möglich: nach der Indikationsstellung (Pneumothorax, Hämothorax, Pleuraempyem, postoperativ), nach der Qualität des abzuleitenden Sekretes (Exsudat, Transsudat, Eiter, Blut, Chylus [oder Luft]), nach der Art der Applikationsform (offen-chirurgisch, interventionell [Seldinger-Technik]), nach der Trokarform (stumpfe Seele, spitzer Spieß, geschliffener Spieß), nach dem Drainagematerial (Polyvinylchlorid [PVC], Polyethylen [PE], Silikon, Latexfrei/-haltig), nach dem Ableitungssystem (Wasserschloss, Heimlich-Ventil, industriell angefertigte Komplettsysteme), nach den physikalischen Prinzipien der Sogerstellung (passive Sogerstellung, Heberprinzip), nach der Art der Sogerstellung (Wandsog – Unterdruck/Überdruck/Strom – oder mobile [batteriebetriebene] Akkuvorrichtung) sowie nach den angeschlossenen (sogenannten digitalen) Pumpen-/Sogsystemen der verschiedenen Firmen (Fa. Atmos, Fa. Medela).

Die Tatsache, dass es nicht „die" Drainage gibt, die allen Anforderungen gerecht wird, oder „das" Ableitungssystem, das bestimmten Ansprüchen genügt, spiegelt sich in der Vielzahl der industriell vorgehaltenen Drainagearten und Ableitungssystemen wider. Die wesentlichen, klinisch relevanten Aspekte zu Indikationen (▶ Kap. 3), Techniken der Einlage (▶ Kap. 6), Komplikationen (▶ Kap. 7) und Management der Drainage (▶ Kap. 5, 8, 9, 10) werden in anderen Kapiteln dargestellt.

Im Folgenden liegt der Fokus auf den Prinzipien der Drainagebauarten, da alle Anwendungsprinzipien daraus ableitbar sind.

4.2 Drainagematerial

Die ausschließlich industriell hergestellten Drainagen bestehen aus Polyvinylchlorid (PVC), Silikon oder Polyethylen (PE).

- **Polyvinylchlorid (PVC)**

wird durch Polymerisation aus Acetylen und Chlorwasserstoff hergestellt. Das in der Medizin benutzte Weich-PVC mit bis zu 30 % Weichmacheranteilen sollte nur kurzfristig verwendet werden, da möglicherweise toxische Weichmacher austreten können und Eiweißablagerungen im Lumen zu Abflussstörungen führen können. PVC-Drainagen sind erst ab einer Wanddicke von <2 mm formstabil.

- **Polyethylen (PE)**

wird durch Kettenpolymerisation von Ethen hergestellt. Die entsprechenden Katheter können extrem dünnwandig sein und bieten ein gutes Verhältnis von Innen- und Außendurchmesser. Klassische Bespiele sind Redon- und Pigtail-Drainagen.

- **Silikon**

hat eine Zwischenstellung zwischen anorganischen und organischen Verbindungen, insbesondere zwischen Silikaten und organischen Polymeren. Silikone sind daher in gewisser Weise Hybride und weisen ein einzigartiges Eigenschaftsspektrum auf, das von keinem anderen Kunststoff erreicht wird. Durch Addition von Si–H-Gruppen an Siliziumgebundene Vinylgruppen, die beide in die Polymerketten bzw. an deren Ende eingebaut sind, wird mittels Flüssigkautschuk-Technologie (Liquid Silicone Rubber, LSR) eine extrem niedrige Viskosität ermöglicht, wodurch das Material in Formen mit hoher Elastizität und Stabilität gebracht werden kann. Silikon enthält keine Weichmacher oder organische Zusatzstoffe, so dass es gut gewebeverträglich ist.

- **Latex**

wird aus dem Milchsaft des Kautschukbaums (*Hevea brasiliensis*) gewonnen. Er wird hauptsächlich zur Herstellung von Gummi durch Vulkanisation verwendet. Als Naturkautschuk oder Kautschuk bezeichnet man das elastische Polymer cis-1,4-Polyisopren, das durch Polymerisation aus dem Monomer Isopren gewonnen wurde. Gegen Naturkautschuk kann eine Allergie entwickelt werden, das zugrundeliegende Allergen ist ein in Spuren im Kautschuk enthaltenes Protein. Die Allergieprävalenz wird auf 3–20 % geschätzt.

- **Silikonisierter Latex**

Latex, der mit Silikon benetzt ist, wird dadurch reaktionsträge. Silikonisierter Latex kann für Langzeitdrainagen verwendet werden.

4.3 · Drainagearten

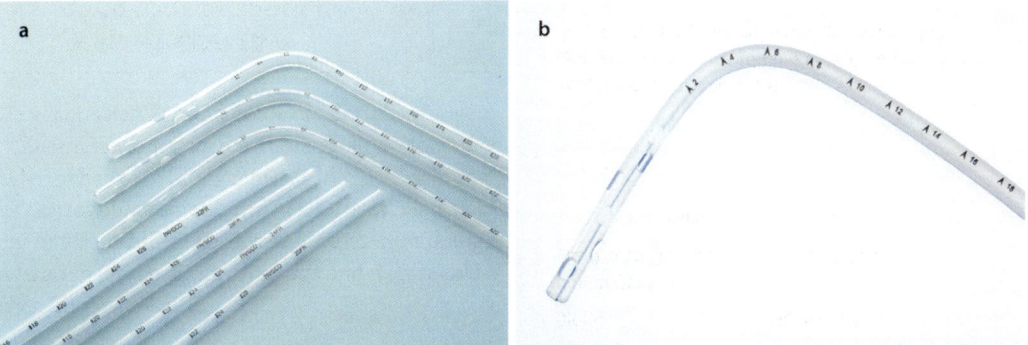

Abb. 4.1 Thoraxdrainagen. **a** Gerade und gebogene Ausführungen. **b** Deutlich sichtbar sind hier die seitlichen Öffnungen. (a Pacific Hospital Supply Co. Ltd, Fort Bend, Texas, USA, b free life medical GmbH, Aachen, Germany)

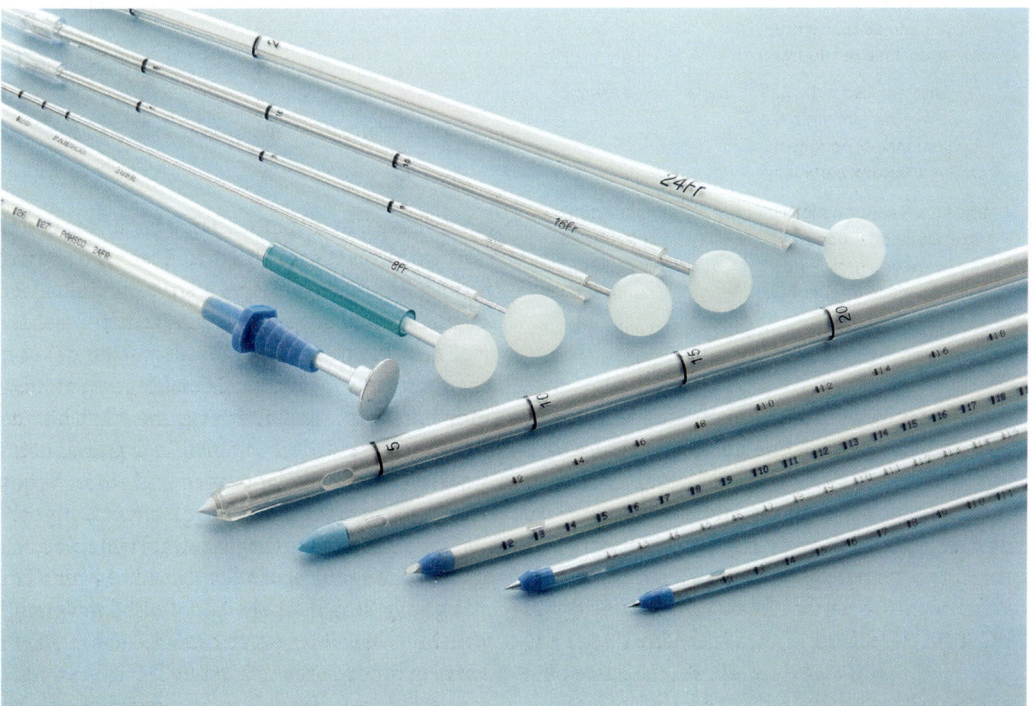

Abb. 4.2 Drainagen mit Trokar. (Pacific Hospital Supply Co. Ltd, USA)

4.3 Drainagearten

Die häufigsten eingesetzten (Silikon-)Thoraxdrainagen haben Lumen von 14–32 Charrière, die Drainagen sind in gerader oder gebogener Ausführung erhältlich (◘ Abb. 4.1). Die Anzahl der Öffnungen zur Luft- und/oder Sekretableitung schwankt je nach Hersteller zwischen 2 und 10 seitlich und einer Öffnung am Ende. Einheitlich ist der eingearbeitete Kontraststeifen. Die Drainagen sind gewebeschonend, weisen eine hohe Sogstabilität auf (<50 mbar) und sind als Langzeitdrainagen geeignet (<14 Tage Liegezeit).

Manche Hersteller bieten Silikondrainagen an, die mit einem innenliegenden Positionsinstrument, einem Trokar, ausgestattet sind (◘ Abb. 4.2).

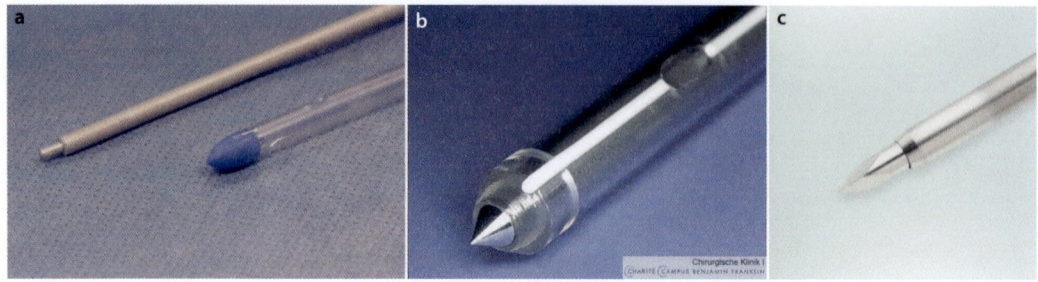

Abb. 4.3 **a** Innenliegender Trokar mit Schutzkappe, **b** spitzer Trokar, **c** scharfer, geschliffener Trokar. (a Schwandner G&G Klinikprodukte OG, St. Martin bei Traun, Austria, b Suprahealthcare, Cape Town, Montague Gardens, South Africa, c Somatex® Medical Technologies GmbH, Teltow, Germany)

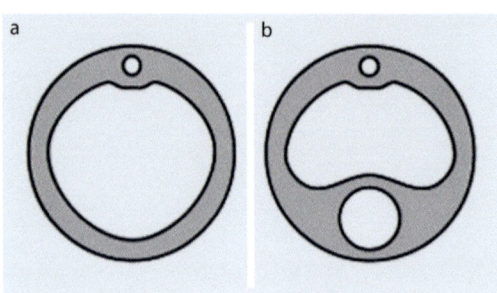

Abb. 4.4 **a,b** Drainagen mit **a** einfachem bzw. **b** doppeltem Spülkanal

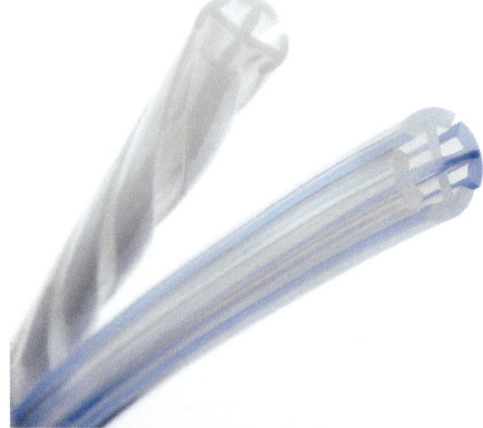

Abb. 4.5 Jackson-Pratt-Drainage. (Redax SpA, Sede legale, Poggio Rusco, Italy)

Diese Trokare dienen dem Führen und optimalen Positionieren der Drainage. Die Trokare können stumpf in der Drainage enden, das Führungsende wird durch eine in der Drainage eingebaute Kappe geschützt (◘ Abb. 4.3a), um Organverletzungen vorzubeugen. Andere Hersteller bieten Drainagen mit runden Spitzen (◘ Abb. 4.3b) oder sogar mit geschliffenem, scharfen Dreizackspitzen (◘ Abb. 4.3c) an, um die Gewebedurchdringung der Thoraxwand zu erleichtern. Die Gefahren der Anwendung dieser Drainagen werden in ► Kap. 7 ausführlich thematisiert.

Spül-Saug-Drainagen besitzen einen großlumigen Drainagekanal zur Absaugung und einen dünnlumigen, in der Regel in der Wand eingebauten Kanal zur Spülflüssigkeitszufuhr (◘ Abb. 4.4).

Kapillardrainagen, auch Jackson-Pratt-Drainagen genannt (◘ Abb. 4.5), liegt das physikalische Konzept zugrunde, dass der Gesamtquerschnitt bei mehreren kleineren Kanälen größer ist; das Prinzip der Kapillarperforation soll das Verstopfen der Drainagen verhindern.

Punktionsdrainagen (◘ Abb. 4.6) haben das Ziel, akut Luft oder Sekret aus dem Pleuraspalt zu evakuieren. Die Drainagen können daher dünnlumig sein. Sie werden in der Regel direkt nach der Nutzung wieder entfernt. Typisch ist der Luer-Systemansatz zum Anschluss an genormte Spritzen oder Ablaufbehältnisse. Punktionsdrainagen mit Kathetern bestehen aus Silikon-Polyethylen-Gemischen und sollten spätestens nach drei Tagen entfernt werden. In der Regel wird ein komplettes Applikationsset von der Industrie geliefert.

4.3 · Drainagearten

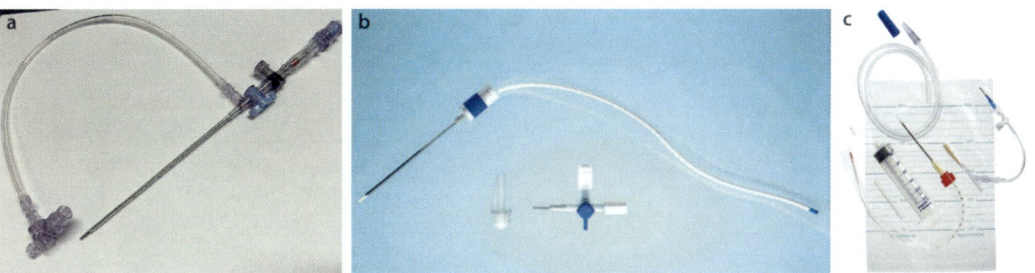

Abb. 4.6 Punktionsdrainagen: **a** ohne Katheter, **b** mit Katheter, **c** komplettes Applikationsset. (c PraxiMed Vertriebs GmbH, Zwönitz, Germany)

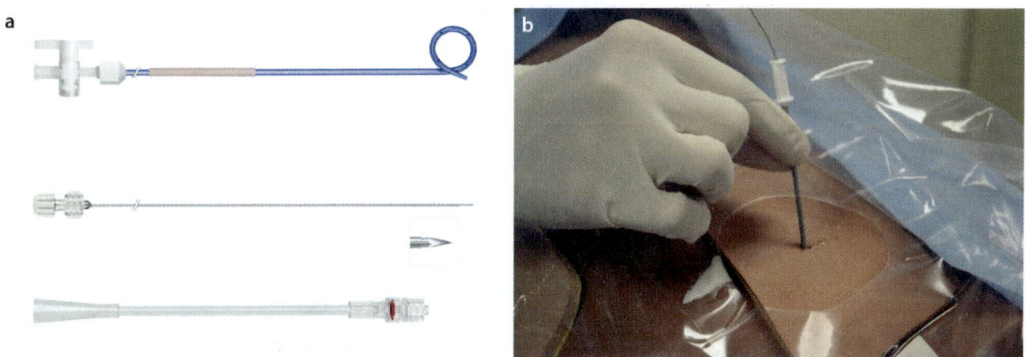

Abb. 4.7 **a** Pigtail mit Hülse und Seldinger-Draht, **b** Einlage eines Pigtail-Katheters in Seldinger-Technik. (a optimed Medizinische Instrumente GmbH, Ettlingen, Germany)

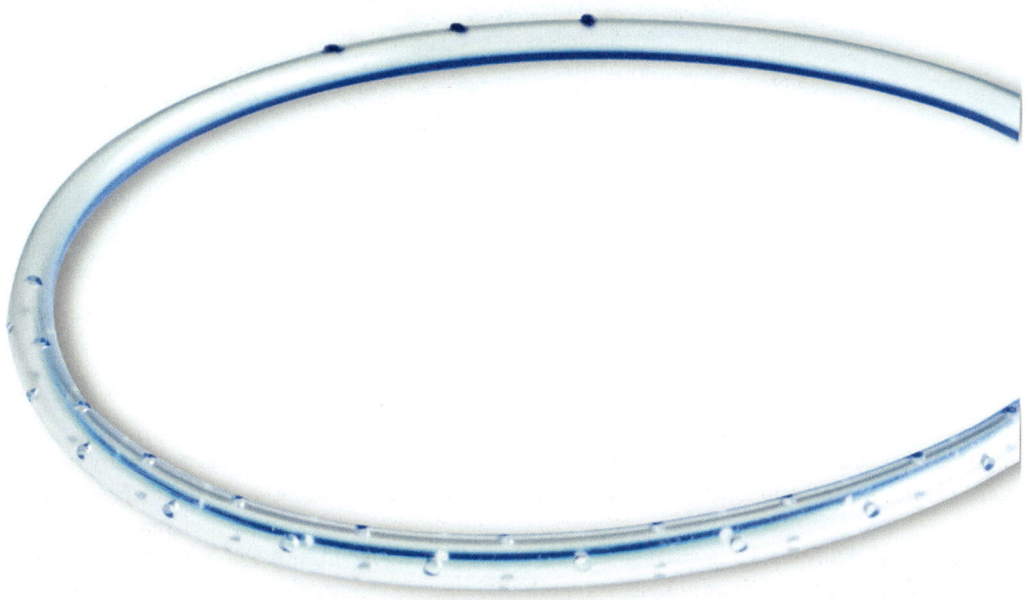

Abb. 4.8 Redon-Drainage. (Péters Surgical, Bobigny Cedex, France)

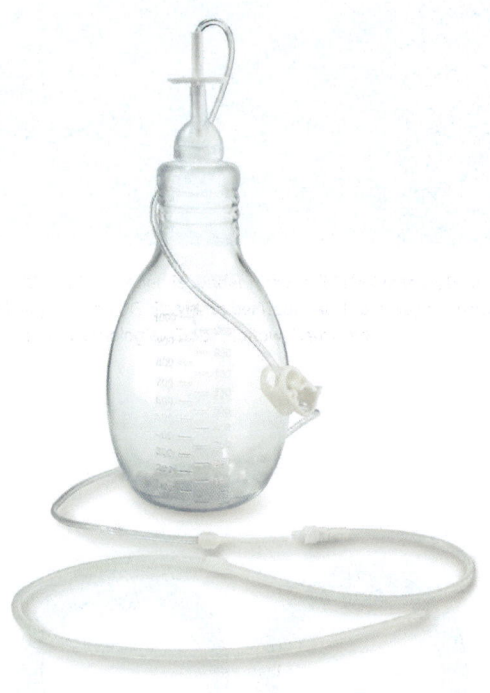

◘ **Abb. 4.9** Dauerdrainagesystem. (MedCare, Boca Raton, USA)

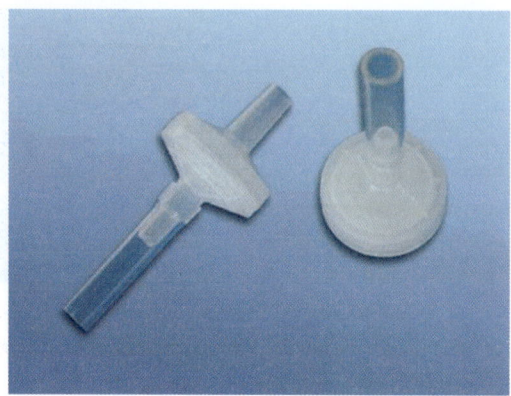

◘ **Abb. 4.10** Bakterienfilter. (P. J. Dahlhausen & Co. GmbH, Köln, Germany)

Pigtail-Katheter (◘ Abb. 4.7) dienen vornehmlich der interventionellen Drainageeinlage durch CT- oder sonografiegesteuerte Punktion. Dabei wird unter entsprechender Bildgebung zunächst ein Draht oder eine Führungshülse in dem Bereich platziert, der drainiert werden soll. Anschließend wird der eigentliche Katheter über den Draht/die Hülse vor Ort eingelegt. Die industriell vorgegebene Aufrolleigenschaft des Katheters gab ihm seine Namen („Schweineschwanz"); dadurch wird intrakavitär ein Verrutschen reduziert.

Die Redon-Drainage (◘ Abb. 4.8) ist eine äußere Saugdrainage, die in der Regel nach größeren operativen Eingriffen vorübergehend im Operationsgebiet belassen wird. Sie besteht aus einem wandstarken Polyethylen-Drainageschlauch, der am Ende mehrfach perforiert ist, und einem unter Unterdruck stehenden Behälter. Durch den Sog werden Wundflächen zusammengezogen, wodurch ein schnelleres Verkleben und Zusammenwachsen möglich ist, während das Wundsekret (Blut und seröse Flüssigkeit) nach außen abgeleitet wird. In Abhängigkeit von der Wundsekretion wird die Drainage nach etwa 48–72 h entfernt.

Dauerdrainagesysteme (◘ Abb. 4.9) bestehen aus Silikonschläuchen, die mittels Führungshülse subkutan untertunnelt in den Pleuraspalt eingelegt werden und dort als permanente Dauerableitung dienen. Im Subkutanbereich ist der Katheter mit einer Poylesterummantelung verstärkt, die zu einer abakteriellen Entzündungsreaktion führt und den Katheter sekundär im Gewebe vernarben lässt. Die Drainagen werden über eine genormte Sogkraft in eine vorgefertigte Sogflasche regelmäßig entleert, wobei die Sogkraft vom Anbieter (z. B. PleurX) zwischen 50 und 200 mbar angegeben wird.

Die industriellen Anbieter liefern darüber hinaus unterschiedliche Bakterienfilter (◘ Abb. 4.10) zu den Thoraxdrainagen, wobei der Nutzen der Verwendung nicht durch Studien belegt ist. Wesentliche Probleme sind die nicht mess- oder sichtbaren Änderungen der Durchflusseigenschaften, wenn die Filter verstopfen oder feucht werden. Hier bieten Hersteller mit integrierten Saul-Spül-Kontrollen (Fa. Medela/Fa. Atmos) wesentliche Vorteile.

Das Ziel der Sekret- oder Luftableitung aus der Pleurahöhle nach außen kann durch jede der aufgeführten Drainagen erreicht werden. Die Wahl der richtigen Drainage muss sehr sorgfältig geschehen, sie wird bestimmt durch die Indikation, das Konzept der Sammel-/Auffangreservoire und die „Sog oder Nicht-Sog-Philosophie".

Weiterführende Literatur

Ackermann J, Damrath V (1989) Chemie und Technologie der Silicone. Herstellung und Verwendung von Siliconpolymeren. Chem unserer Zeit 23: 86–99

Aho JM, Ruparel RK, Rowse PG, Brahmbhatt RD, Jenkins D, Rivera M (2015) Tube Thoracostomy: A Structured Review of Case Reports and a Standardized Format for Reporting Complications. World J Surg 11: 2691–2706

BD (Becton, Dickinson and Company): PleurX® drainage system. www.carefusion.com/our-products/interventional-specialties/drainage/about-the-pleurx-drainage-system/pleurx-drainage-system

Bell RL, Ovadia P, Abdullah F, Spector S, Rabinovici R (2001) Chest tube removal: end-inspiration or end-expiration? J Trauma 50: 674–677

Daly RC, Mucha P, Pairolero PC, Farnell MB (1985) The risk of percutaneous chest tube thoracostomy for blunt thoracic trauma. Ann Emerg Med 14: 865–870

Fishman NH (1983) Thoracic Drainage: A Manual of Procedures. Year Book Medical Publishers, Chicago

Gambazzi F, Schirren J (2003) Thoracic drainage. What is evidence based? Chirurg 74: 99–107

Gamie JS, et al. (1999) The Pigtail Catheter for Pleural Drainage: A Less Invasive Alternative to Tube Thoracostomy. JSLS 3: 57–61

Gonzalo V (2010) Portable Chest DrainageSystems and Outpatient Chest Tube Management. Thorac Surg Clin 20: 421–426

Halden RU (2010) Plastics and Health Risks. Ann Rev Pub Health 31: 179–194

Joshi JM (1996) Intercostal tube drainage of pleura: urosac as chest drainage bag. JAPI 6: 381–382

Kuhajda I, Zarogoulidis K, Kougioumtzi I, et al. (2014) Tube thoracostomy; chest tube implantation and follow up. J Thorac Dis 6 (Suppl 4): 470–479

Laws D, Neville E, Duffy J (2003) Pleural Diseases Group, Standards of Care Committee, British Thoracic Society. BTS guidelines for the insertion of a chest drain. Thorax 58 (Suppl 2): ii53–59

Linder A (2014) Drainagemanagement nach Lungenresektion. Zentrbl Chir 139: 50–58

Monaghan SF, Swan KG (2008) Tube thoracostomy: the struggle to the „standard of care". Ann Thorac Surg 86: 2019–2022

Owen S, Gould D (1997) Underwater seal chest drains: the patient's experience. J Clin Nurs 6: 215–225

Redon H (1954) Closure under reduced atmospheric pressure of extensive wounds. Mem Acad Chir. 80: 394–396

Richards RB (2007) Polyethylene-structure, crystallinity and properties. J App Chem 8: 370–376

Sanni A, Critchley A, Dunning J (2006) Should chest drains be put on suction or not following pulmonary lobectomy? Interact Cardiovasc Thorac Surg 5: 275–278

Symbas PN (1989) Chest drainage tubes. Surg Clin North Am 69: 41–46

Varela G (2009) Postoperative chest tube management: measuring air leak using an electronic device decreases variability in the clinical practice. Eur J Cardio-Thorac 25: 28–31

Wells BJ, Roberts DJ, Grondin S, et al. (2015) To drain or not to drain? Predictors of tube thoracostomy insertion and outcomes associated with drainage of traumatic hemothoraces. Injury 9: 1743–1748

Verschiedene Drainagesysteme und -philosophien

T. Kiefer

5.1 Definitionen – 48
5.1.1 Wasserschloss – 48
5.1.2 Heberdrainage – 48
5.1.3 Bülau-Drainage – 50
5.1.4 Monaldi-Drainage – 50
5.1.5 Heimlich-Ventil – 50

5.2 Drainagesysteme – 51
5.2.1 Einkammersystem – 51
5.2.2 Zweikammersystem – 52
5.2.3 Mehrkammersystem – 52
5.2.4 Elektronische Systeme – 52

5.3 Drainagephilosophien – 54
5.3.1 Unterdruck – 54
5.3.2 Vakuum – 54
5.3.3 Aktiver vs. passiver Sog – 54
5.3.4 Regulierter vs. unregulierter Sog – 54
5.3.5 Siphon – 55
5.3.6 Drainagephilosophien in der klinischen Anwendung – 56
5.3.7 Management des Pleuraspaltes – 56

Literatur – 57

© Springer-Verlag Berlin Heidelberg 2016
T. Kiefer (Hrsg.), *Thoraxdrainagen*,
DOI 10.1007/978-3-662-49740-1_5

Bis vor wenigen Jahren ging es in der Diskussion um Drainagesysteme bzw. -philosophien im Wesentlichen um die Frage „Sog oder kein Sog", wobei „kein Sog" immer für „Wasserschloss" stand. Die Verfechter der „Dauersogtherapie" kamen vor allem aus Europa, wohingegen im englischen Sprachraum mehr oder weniger stark das Prinzip des Wasserschlosses, also – so wurde vielfach fälschlicherweise gedacht – des „Nichtsaugens", vertreten wurde.

Mit zunehmender Kenntnis über die (Patho-)Physiologie im Pleuraspalt und die Verbreitung physikalischer Grundkenntnisse wurde diese – falsche – Diskussion weitestgehend aufgegeben.

Die verschiedenen Drainagesysteme und -philosophien sind natürlich auch vor einem historischen Hintergrund und der lange stagnierenden technischen Entwicklung zu sehen.

5.1 Definitionen

5.1.1 Wasserschloss

Das Wasserschloss hat die Funktion eines Rückschlag- oder Einwegventils. Es erlaubt Luft und Flüssigkeit den Austritt aus dem Brustkorb durch das Drainagesystem in den Sammelbehälter, nicht jedoch den umgekehrten Weg (Abb. 5.1).

Bei einer Heberdrainage (s. unten) ist das Wasserschloss unbedingt erforderlich, in einem System, das mit einer aktiven, analogen Sogquelle ausgestattet ist, stellt es – bei Ausfall der Sogquelle – einen Sicherheitsfaktor dar, damit ein Pneumothorax vermieden wird. In elektronisch geregelten Systemen ist ein Rückschlagventil als Ersatz für das Wasserschloss integriert.

5.1.2 Heberdrainage

Die Heberdrainage ist die klassische Schwerkraftdrainage. Sie funktioniert nach dem sog. Heberprinzip, das den hydrostatischen Druck ausnutzt (Abb. 5.2). Angewandt auf die Thoraxdrainage besagt es, dass

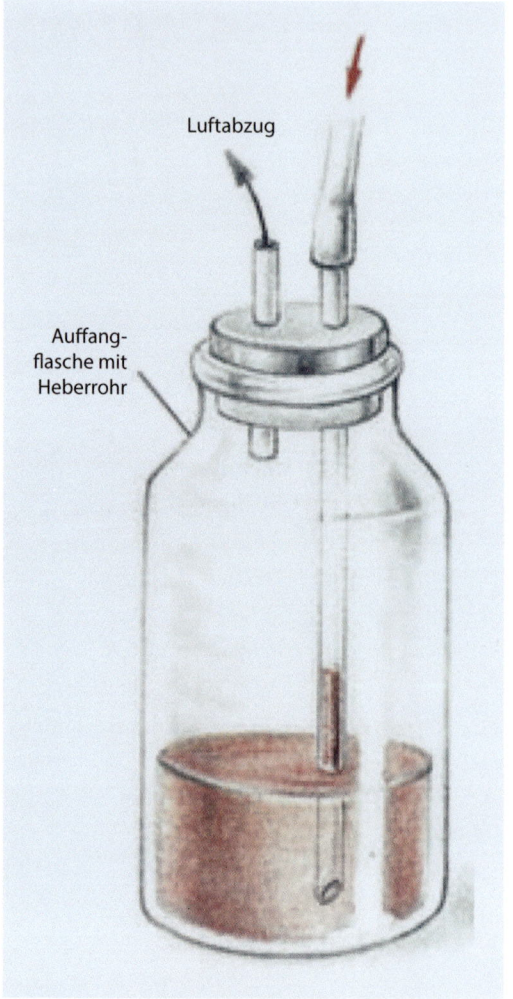

Abb. 5.1 Einkammersystem mit Wasserschloss. (Aus Heberer et al. 1991)

bei einem flüssigkeitsgefüllten Drainageschlauch aus der Höhendifferenz zwischen Brustkorb und Drainagebehälter der im Pleuraspalt herrschende subatmosphärische Druck resultiert.

Bei einer Heberdrainage ist es daher unerlässlich, dass sich der Drainagebehälter immer unter Thoraxniveau befindet!

Die Heberdrainage ist immer kombiniert mit einem Wasserschloss (s. oben).

5.1 · Definitionen

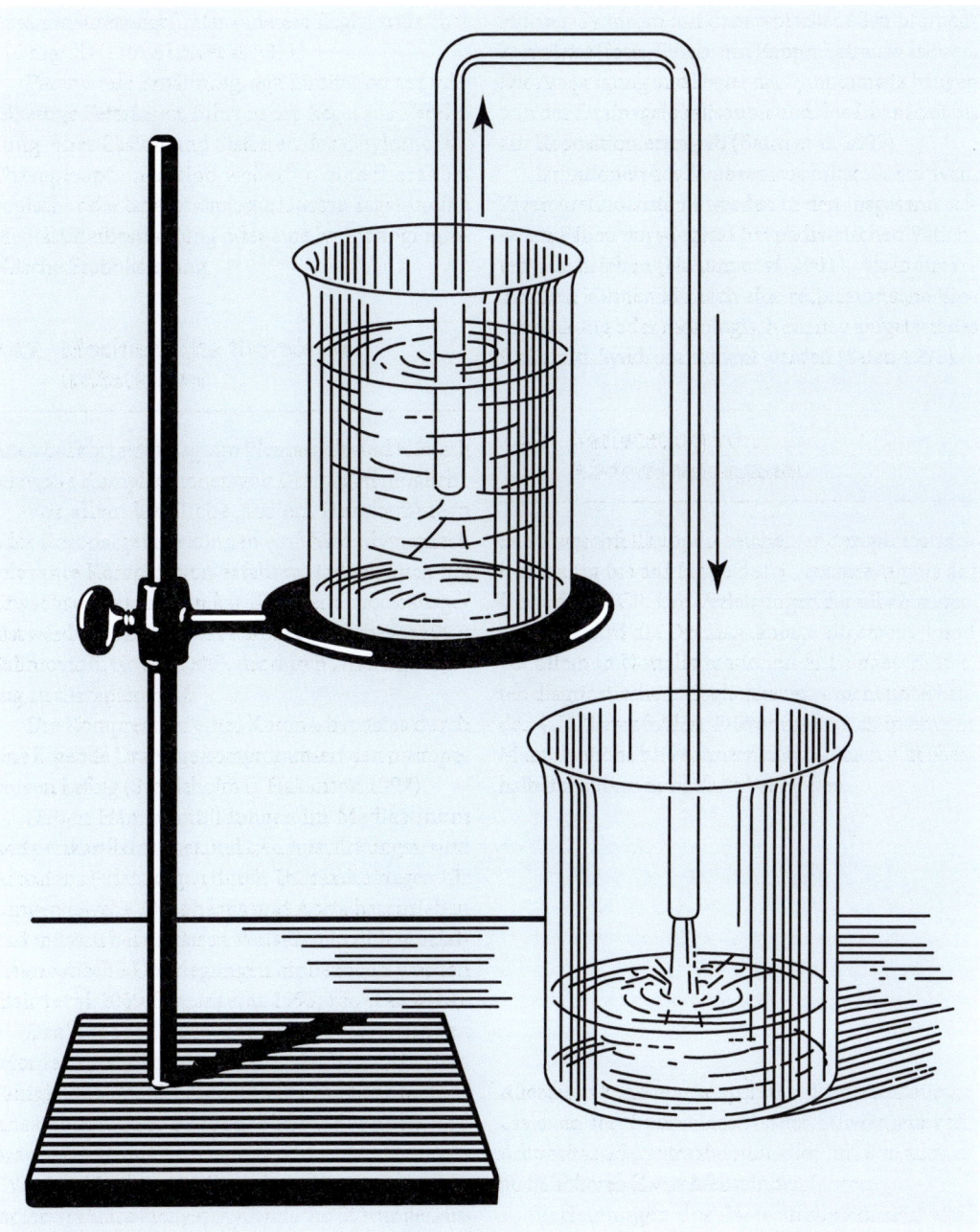

Abb. 5.2 Heberprinzip

> Eine Heberdrainage, ein Drainagebehälter mit Wasserschloss ohne aktive, Druck generierende Sogquelle, erzeugt im Pleuraspalt den subatmosphärischen Druck, der der Höhendifferenz zwischen Thorax und Drainagebehälter entspricht – bei einem Krankenhausbett i. d. R. 60 cm. Voraussetzung dafür ist ein flüssigkeitsgefüllter oder -teilgefüllter Drainageschlauch.

5.1.3 Bülau-Drainage

Die Bülau-Drainage wurde von dem Hamburger Lungenfacharzt Gotthard Bülau (1835–1900) entwickelt und erstmals 1875 bei der Therapie eines Pleuraempyems von ihm angewendet. Das Drainageprinzip beruht auf der Applikation eines Dauersogs – generiert durch ein Hebersystem – innerhalb eines geschlossenen Systems (◘ Abb. 5.3).

> Eine Bülau-Drainage ist kein Drainagekatheter oder ein System, das aus Schläuchen und Behältern besteht, sondern eine Anwendungsprinzip.

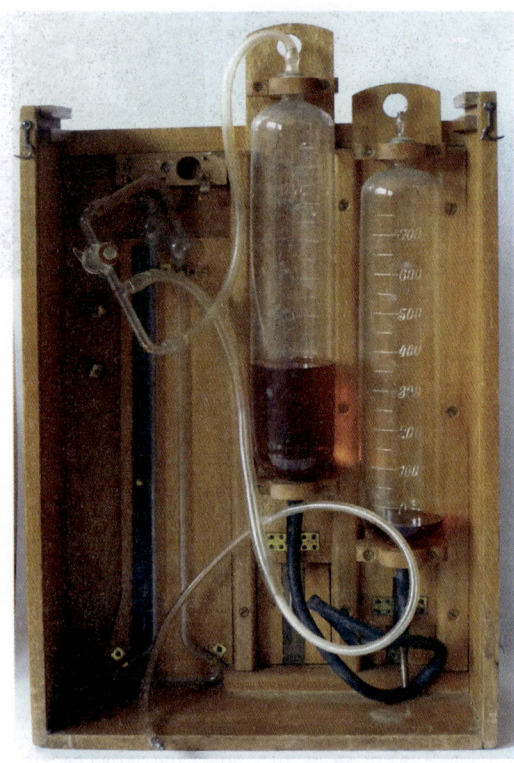

◘ **Abb. 5.3** Bülau-Drainage. (Sammlung Dr. Henri Kugener, mit freundlicher Genehmigung)

5.1.4 Monaldi-Drainage

Vincenzo Monaldi (1899–1969) gilt als der Erstbeschreiber einer ventral im 2. Interkostalraum in der Medioklavikularlinie eingebrachten Drainage – eine Lokalisation, die nach Auffassung des Autors obsolet sein sollte. Zum einen sind die Interkostalräume in dieser Region relativ eng und das Einbringen bzw. der Verbleib einer Drainage ist schmerzhaft, zum anderen ist diese Inzision – insbesondere bei Frauen – im sichtbaren Bereich, im Dekolleté. Dieser Bereich ist zudem eine Prädilektionsstelle für die Bildung von Keloid.

Die früher häufig bei Lungenabszessen eingelegte intrapulmonale Drainage wird ebenfalls „Monaldi-Drainage" genannt.

5.1.5 Heimlich-Ventil

Das Heimlich-Ventil ◘ Abb. 5.4) – benannt nach dem 1920 geborenen amerikanischen Arzt Henry Heimlich – stellt ebenfalls ein Rückschlag- oder Einwegventil dar. Bedingt durch eine Gummilippe kann der Sekret- und Luftstrom nur in eine Richtung erfolgen – in der umgekehrten Richtung kollabiert die Gummilippe, ein Rückfluss von Sekret oder ein Pneumothorax sind so nicht möglich.

Indikation für die Anlage eines Heimlich-Ventils ist eine relativ kleine – persistierende – Parenchymleckage bei geringer Sekretionsmenge und mobilem Patienten. In Notsituationen (Spannungspneumothorax) ist das Heimlich-Ventil ein einfaches, sicheres und effektives Hilfsmittel. Es gehört

5.2 · Drainagesysteme

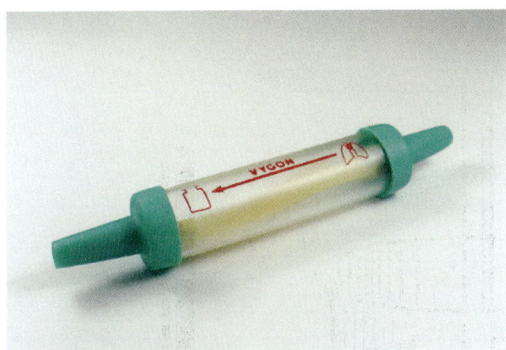

Abb. 5.4 Heimlich-Ventil. (Mit freundlicher Genehmigung der Fa. Vygon)

in Deutschland zur Standardausrüstung in jedem Rettungswagen (RTW).

Im deutschen Sprachraum werden Heimlich-Ventile in der klinischen Praxis eher selten, im angloamerikanischen Raum hingegen relativ häufig eingesetzt – nicht zuletzt, um eine frühzeitige Entlassung der Patienten zu ermöglichen.

5.2 Drainagesysteme

Bevor auf die einzelnen Drainagesysteme eingegangen wird, soll zunächst festgehalten werden, welche Anforderungen der Kliniker heutzutage an ein Thoraxdrainagesystem stellt. Folgende Kriterien müssen erfüllt sein:
1. Das System ist einfach und sicher.
2. Durch Eineindeutigkeit der einzelnen Komponenten kann der Zusammenbau schnell, leicht und sicher erfolgen.
3. Das System kann bei allen Indikationen zum Einsatz kommen.
4. Die Mobilität des Patienten ist gewährleistet.
5. Das System ist zuverlässig.
6. Das System ist leise.
7. Das System ist leicht.
8. Das System ist kostengünstig.

Diese Aufzählung enthält Sicherheitsaspekte (1–5), Patientenkomfort (6 und 7) sowie den bei der Auswahl medizinischer Produkte immer wichtiger werdenden wirtschaftlichen Aspekt (8).

Punkt 3, die Möglichkeit des ubiquitären Einsatzes, ist durchaus ein Sicherheitsaspekt, da die Anwendersicherheit durch nur ein System in einer Klinik erhöht werden kann.

5.2.1 Einkammersystem

Das Einkammersystem besteht aus dem Auffangbehälter (▶ Abschn. 5.1.1, ◘ Abb. 5.1), der bei konventionellen Systemen ein Wasserschloss enthält sowie eine Möglichkeit, die Luft zur Atmosphäre hin – aktiv oder passiv – zu evakuieren. Bei den neuen, elektronischen Systemen ist der Auffangbehälter direkt mit der Sogquelle verbunden, die dann auch ein mechanisches Rückschlagventil besitzt.

Theoretisch können mit einem Einkammersystem die meisten Indikationen und Situationen beherrscht werden. Ein solches System kann als Wasserschloss (Heberdrainage) oder in Verbindung mit einer Sogquelle zum Einsatz kommen. Herkömmliche Systeme, bei denen Auffangbehälter und Sogquelle frei kombiniert werden, sind in Hinblick auf die Indikationen jedoch stark limitiert, beispielsweise beim Auftreten von größeren Luftleckagen. Wird ein Einkammersystem ohne aktive Sogquelle als Heberdrainage genutzt, ist darauf zu achten, dass der Stab des Wasserschlosses mit steigendem Sekretpegel aus der Flüssigkeit herausgezogen wird, da sonst der Patient nicht mehr in der Lage sein wird, bei einer vorliegenden Parenchymleckage die Luft passiv zu evakuieren. Tritt eine solche Situation ein, hat dies einen Pneumothorax und eventuell ein Weichteilemphysem zur Folge.

Auch muss bei dieser Konfiguration vermieden werden, dass der sog. Siphoneffekt (s. unten) eintritt.

Die modernen, elektronisch gesteuerten Systeme, bei denen der Behälter in das System integriert ist, haben diese Limitierung nicht, da der Effekt des Zweikammersystems durch die Geometrie des

Schlauchsystems erreicht wird, das bei Eintreten von Luft und Sekret in den Behälter eine Trennung der Medien vornimmt und Sekret in den Behälter, Luft in das Aggregat weiterleitet.

5.2.2 Zweikammersystem

Zweikammersysteme wurden entwickelt, um bei größeren Parenchymleckagen die durch das eiweißreiche Surfactant bedingte Schaumbildung zu verhindern und so im Wasserschloss die Entwicklung bzw. die Quantität der Leckage beurteilen zu können und ein Aufsteigen des Schaums in den Schlauch, der zum Patienten führt, zu verhindern.

Sekret und Luft werden via Drainageschlauch in den Sekret- oder Auffangbehälter geleitet, wo das Sekret abtropft und gesammelt wird. Die Luft wird in die „Wasserflasche" weitergeleitet, die ein klassisches Wasserschloss enthält. Von dort wird die Luft – aktiv oder passiv – in die Atmosphäre evakuiert (Abb. 5.5).

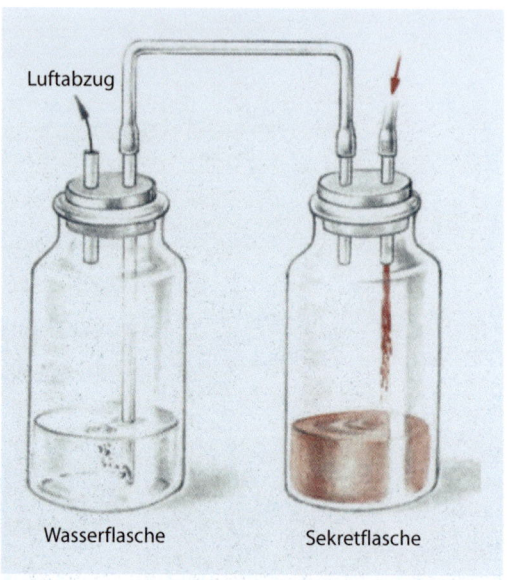

 Abb. 5.5 Zweikammersystem. (Aus Heberer et al. 1991)

5.2.3 Mehrkammersystem

Mehrkammersysteme wurden zu Zeiten entwickelt, in denen es noch keine mobilen Pumpen zur Erzeugung eines Sogs bzw. subatmosphärischen Drucks gab. Einzige Sogquelle war das Zentralvakuum des Krankenhauses, das i. d. R. mit einem subatmosphärischen Druck von minus 100 cmH$_2$0 zur Verfügung gestellt wurde. Auch gab es früher keine Druckminderer – Ventile, die den Unterdruck auf „therapeutische Werte" reduzieren können.

So entstanden die Mehrkammersysteme, zumeist waren es Dreikammersysteme. Zu dem bisher bereits bekannten Zweikammersystem wurde eine dritte Kammer – das Wasservakuummeter – hinzugefügt. In diesen flüssigkeitsgefüllten, abgeschlossenen Behälter taucht ein langes Rohr ein. Je tiefer dieses Rohr, auch Tauchrohr genannt, eingetaucht wird, umso größer ist der im Pleuraspalt herrschende subatmosphärische Druck (Abb. 5.6).

Zunächst wurden diese Systeme dadurch realisiert, dass eine dritte Glasflasche hinzugefügt wurde. Diese „Installationen" waren sehr sperrig und störanfällig. Später wurden dann die heute noch weit verbreiteten und von verschiedenen Herstellern angebotenen konfektionierten Kunststoff-Mehrkammersysteme industriell gefertigt. Die meisten dieser Systeme erfordern konstruktionsbedingt einen hohen Flow – teilweise bis 20 l/min –, damit die Mechanik funktionsfähig ist.

Dank der modernen technischen Möglichkeiten sind diese Systeme heute ebenfalls nicht mehr erforderlich.

> Die heute noch vielfach gebräuchlichen – industriell gefertigten – Mehrkammersysteme stammen aus einer Zeit, in der mangels technischer Alternativen die Druckminderung des Zentralvakuums im System erfolgen musste. Heute sind diese Systeme nicht mehr erforderlich.

5.2.4 Elektronische Systeme

Seit einigen Jahren sind elektronische Drainagesysteme (Abb. 5.7) auf dem Markt, bei denen die Sammelbehälter bereits integriert sind. Neben der Miniaturisierung, die die Mobilisierung der Patienten wesentlich erleichtert, sind die Überwachungselektronik mit Alarmfunktionen sowie die Generierung

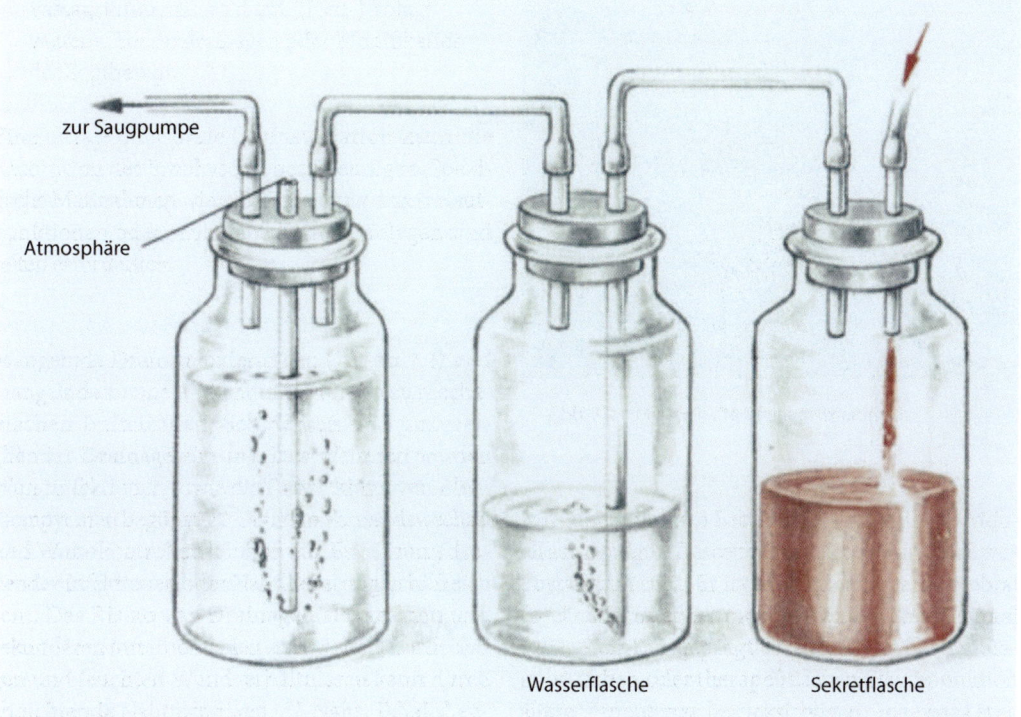

Abb. 5.6 Mehrkammersystem. (Aus Heberer et al. 1991)

objektiver Daten hinsichtlich der Luftleckage und neuerdings bei einem Hersteller auch die Flüssigkeitsmessung wichtige Vorteile dieser Systeme. Mithilfe der elektronischen Drainagesysteme ist eine patientennahe Überwachung des Pleuraspaltes in Echtzeit möglich. Die Messung erfolgt so nahe wie möglich am Pleuraspalt – nämlich an der Verbindung zwischen Drainagekatheter und Schlauchsystem (Abb. 5.8).

Eine Neuerung bei diesem Schlauchsystem ist die Tatsache, dass es sich einerseits um einen Doppellumenschlauch handelt und andererseits die Geometrie im Verbindungsteil zum Aggregat derart gestaltet ist, dass hier eine Trennung von Luft und Flüssigkeit erfolgt. Der Doppellumenschlauch dient zur Förderung von Luft und Flüssigkeit. Der dünnere der beiden Schläuche wird zur Pleuraspalt-nahen Druckmessung benutzt. Ideal wäre eine – technisch durchaus realisierbare, aber ökonomisch nicht umsetzbare – intrapleurale Messung. Experimentelle Studien zeigen aber, dass diese Pleuraspalt-nahe Messung Daten liefert, die der Realität sehr nahe kommen bzw. ihr entsprechen (Miserocchi u. Negrini 1997).

Insbesondere dank der objektiven Daten und der Möglichkeit ihrer Speicherung, Betrachtung und Interpretation über die Zeit – Heilung ist ein dynamisches Geschehen (!) – konnte in zahlreichen Studien dokumentiert werden, dass die Drainagezeit mit den elektronischen Systemen bei anatomischen Resektionen um einen Tag verkürzt werden kann (Brunelli et al. 2010, Mier et al. 2010, Pompili et al. 2014, Varela et al. 2009).

Die Messung der Luftleckage (= alveolopleurale Fistel) erfolgt nach dem „Schaufelradprinzip": Aus der Drehzahl des in das System integrierten Schaufelrades (Abb. 5.8), die der geförderten Luftmenge entspricht, wird mit Hilfe eines mathematischen Algorithmus sehr präzise die tatsächlich geförderte Luftmenge berechnet und in ml/min auf dem Display angezeigt. Nach einer Laufzeit von einer Stunde kann im Display auch eine Grafik anzeigt werden, die den Verlauf der Leckage über die Zeit dokumentiert.

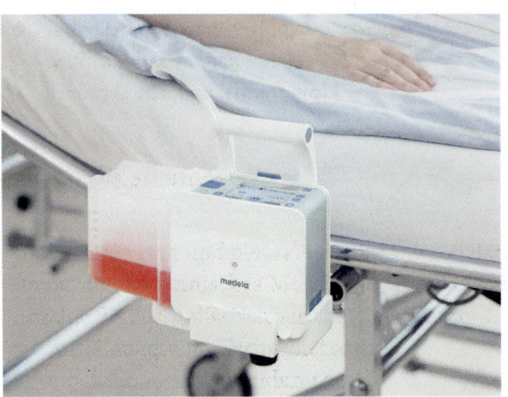

● **Abb. 5.7** Elektronisches System. (Mit freundlicher Genehmigung der Fa. Medela)

Ein weiterer, sehr wichtiger Aspekt dieser Messung ist, dass sie objektive Daten liefert, die nicht von der Betrachtung und Interpretation der an der Behandlung beteiligten Menschen abhängt. So konnte gezeigt werden (Cerfolio u. Bryant 2009, McGuire et al. 2015), dass bei Verwendung dieser Systeme die Diskrepanzen in der Beurteilung des Heilungsverlaufes im Vergleich zu herkömmlichen Systemen signifikant geringer sind.

Ein weiterer Vorteil dieser Systeme sind ihre Überwachungs- und Alarmfunktionen, die die Behandlungssicherheit erhöhen und insbesondere für das Pflegepersonal einer Arbeitserleichterung bedeuten (Danitsch 2012).

Wichtig zu wissen ist, dass es sich bei diesen Systemen nicht um „Pumpen" handelt, die einen „Dauersog" im Pleuraspalt applizieren. Vielmehr wird der Pleuraspalt überwacht, das System greift nur ein, wenn Ist- und Sollwert differieren. So beträgt die absolute Laufzeit des Aggregates bei einer Drainagezeit von 2,5 Tagen nach einer unkomplizierten Lobektomie nur rund 90 Minuten.

5.3 Drainagephilosophien

Um Klarheit zu schaffen, sollen hier zunächst einige Begrifflichkeiten erläutert werden, die im klinischen Alltag immer wieder – oft fälschlich – gebraucht werden.

5.3.1 Unterdruck

Physikalisch gesehen gibt es weder einen „Unterdruck" noch einen „negativen Druck"! Gemeint ist immer eine Druckdifferenz zwischen zwei Räumen – im Falle des Brustkorbs zwischen Atmosphäre und Pleuraspalt. Wir sprechen deshalb physikalisch korrekt von einem im Pleuraspalt herrschenden subatmosphärischen Druck (Linder 2014).

5.3.2 Vakuum

Oft wird davon gesprochen, „ein Vakuum anzulegen" oder „ein Vakuum zu erzeugen". „Vakuum" bezeichnet den einen Raum, in dem kein Druck herrscht (z. B. das Weltall) (Linder 2014). Dies werden wir aber mit all unseren Drainagesystemen nicht erreichen können und wollen!

5.3.3 Aktiver vs. passiver Sog

Die Formulierung „passiver Sog" war früher allgemein gebräuchlich, wenn Flüssigkeit drainiert wird, indem der intrapleurale Druck den atmosphärischen Druck übersteigt. Nach der Übereinkunft des Konsensuspapiers von 2011 (Brunelli et al. 2011) spricht man nun von „kein externer Sorg".

Um aktiv zu drainieren, muss an der Katheterspitze ein subatmosphärischer Druck generiert werden. Dies kann durch das Heberprinzip oder durch eine externe Sogquelle gewährleistet sein. Entsprechend dem Konsensuspapier (Brunelli et al. 2011) ist „aktiver Sog" gleich „externer Sorg".

5.3.4 Regulierter vs. unregulierter Sog

Wenn wir mit den verschiedenen kommerziell erhältlichen, tradierten Drainagesystemen arbeiten, müssen wir uns immer bewusst sein darüber, dass wir nur den Sog im System regulieren können, nicht jedoch den Sog bzw. den subatmosphärischen Druck im Pleuraspalt!

5.3 · Drainagephilosophien

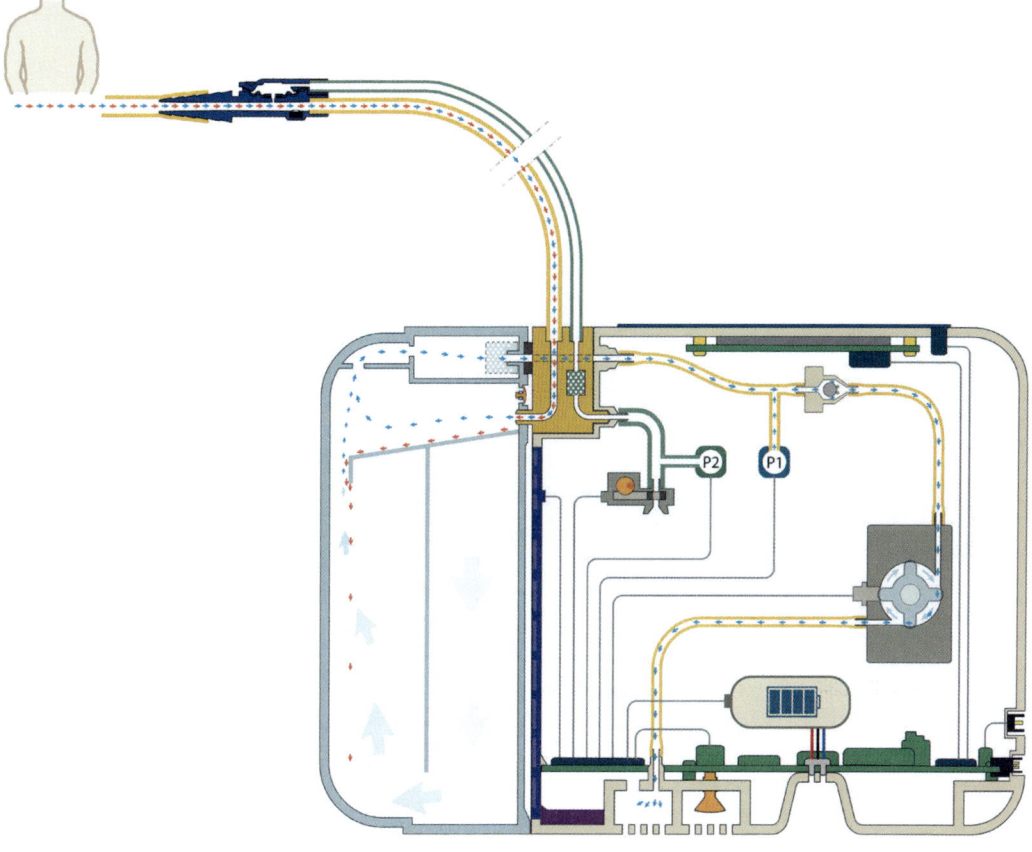

Abb. 5.8 Funktionsweise des elektronischen Systems. (Mit freundlicher Genehmigung der Fa. Medela)

> Regulierter Sog im Kanister bedeutet unregulierten Sog im Pleuraspalt. Ein Wasserschloss bedeutet immer unkontrollierten, unregulierten, unbekannten Sog im Pleuraspalt.

5.3.5 Siphon

Bildet der Drainageschlauch eine durchhängende, flüssigkeitsgefüllte Schlaufe (◘ Abb. 5.9), so reduziert sich der im Pleuraspalt resultierende subatmosphärische Druck um die Höhendifferenz der Flüssigkeitssäule. Wird beispielsweise bei einem analogen Drainagesystem mit einer aktiven Sogquelle ein subatmosphärischer Druck von 20 cmH$_2$O eingestellt und der Siphoneffekt (= Höhe der Flüssigkeitssäule im Schlauch) beträgt 10 cm, so resultiert daraus ein theoretisch noch im Pleuraspalt generierter subatmosphärischer Druck von −10 cmH$_2$O. In der klinischen Realität ist es jedoch wohl eher so, dass der Siphoneffekt größer ist als 10 cm und deshalb gar kein subatmosphärischer Druck mehr im Pleuraspalt generiert werden kann.

Wird andererseits ein Heberdrainagesystem (= permanenter passiver Sog) benutzt und es befindet sich Flüssigkeit im Schlauch, die diesen vollständig verschließt, so wird bei Vorliegen eines Siphons der im Pleuraspalt resultierende subatmosphärische Druck 60 cm Wassersäule betragen, da dies der Höhendifferenz zwischen Sekretbehälter auf dem Fußboden und Klinikbett entspricht.

Letztendlich jedoch wissen wir nicht, welcher Druck tatsächlich im Pleuraspalt herrscht, da bei

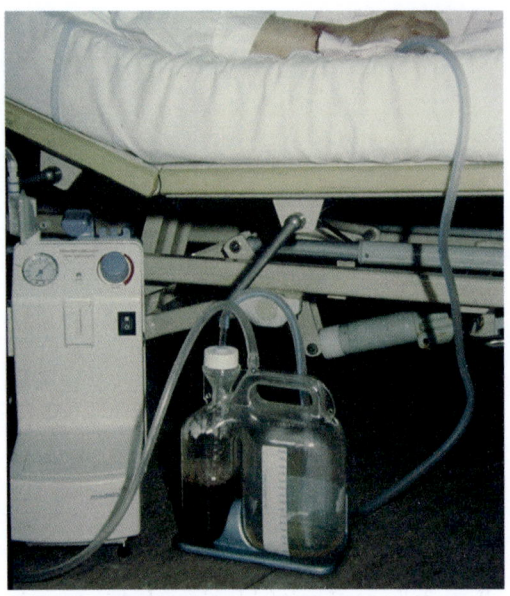

◘ Abb. 5.9 Siphon

all diesen Systemen nur der Druck im System selbst bekannt ist (▸ Kap. 9.2.4). Bei elektronischen Drainagesystemen entfällt die Siphonproblematik, da hier der Druck Patienten- bzw. Pleura-nah – an der Verbindung zwischen Schlauchsystem und Drainagekatheter – gemessen wird. Auch aus diesem Grunde ist es hier daher nicht von Bedeutung, wo sie platziert werden (unter oder über Thoraxniveau).

5.3.6 Drainagephilosophien in der klinischen Anwendung

Nun endlich zu den Drainagephilosophien. Hier gibt es traditionell im Wesentlichen zwei Schulen: Dauersog oder kein Sog. Im klinischen Alltag jedoch haben sich seit jeher diese zwei vermeintlich so „unversöhnlichen" Positionen nie in der „reinen Lehre" durchsetzen lassen. Immer gab es Situationen, in denen man auf den Sog ganz verzichtet hat oder verzichten musste; umgekehrt kamen bei den Verfechtern des Sogverzichtes klinische Szenarien vor, die die Etablierung eines intrapleuralen, subatmosphärischen Druckes erforderlich machten.

Es gibt zahlreiche Arbeiten (Balfour-Lynn et al. 2005, Merritt et al. 2010, Pompeili et al. 2014, Sammi et al. 2006) zu der Frage, ob Dauersorg schädlich ist für die Heilung alveolopleuraler Fisteln oder nicht. Letztendlich kann hier keine eindeutige Festlegung erfolgen. Die zitierten Arbeiten und die klinische Erfahrung zeigen, dass in der überwiegenden Zahl der Fälle individuell anhand der jeweiligen Gegebenheiten des Patienten entschieden werden muss. Zahlreiche Faktoren, wie zugrundeliegende Erkrankung, Zustand der Lunge („normal", emphysematös oder fibrotisch), durchgeführte OP und – ganz wichtig – der Faktor Zeit, sind in die therapeutischen Überlegungen jeweils miteinzubeziehen!

Diese Denkweise des „entweder – oder" gehört der Vergangenheit an. Nicht zuletzt dank der modernen elektronischen Drainagesysteme, die viel zum Verständnis des intrapleuralen Geschehens beigetragen haben, wissen wir, dass wir individuell agieren müssen.

> Ziel der Therapie mittels Thoraxdrainage ist die Wiederherstellung des physiologischen Zustandes im Pleuraspalt.

5.3.7 Management des Pleuraspaltes

Wir sprechen deshalb heute vom Management des Pleuraspaltes. So gibt es etwa Überlegungen, bei verschiedenen anatomischen Resektionen – Lobektomie rechter Oberlappen vs. Lobektomie linker Unterlappen – mit unterschiedlichen subatmosphärischen Drücken zu agieren. Allerdings konnte die klinische Relevanz dieser doch wohl eher theoretischen Überlegungen bisher nicht gezeigt werden (Refai et al. 2012).

Mit den elektronischen Systemen sind wir in der Lage, den Pleuraspalt zu überwachen. Diese Systeme greifen aktiv nur dann ein, wenn Ist- und Sollwert differieren, indem beispielsweise der erforderliche subatmosphärische Druck dadurch generiert wird, dass ggf. nur vorübergehend Luft aus dem Pleuraspalt evakuiert wird, bis der am Gerät eingestellte Sollwert wieder erreicht wird.

Es ist also nicht mehr die Frage nach „Sog oder kein Sog", vielmehr diskutieren wir, mit welchen Systemeinstellungen wir die optimale Lösung für den jeweiligen Patienten finden und ob es therapeutische

Algorithmen geben könnte, die eine rasche und sichere Heilung ermöglichen.

Literatur

Balfour-Lynn IM, et al. (2005) BTS guidelines fort he management of pleural infection in children. Thorax 60 (Suppl I): i1–i21

Brunelli A, Salati M, Refai M, Di Nunzio L, Xiumé F, Sabbatini A (2010) Brunelli A, Salati M, Refai M, Di Nunzio L, Xiumé F, Sabbatini A. Eur J Cardio-Thorac 37: 56–60

Brunelli A, Beretta E, Cassivi SD, Cerfolio RJ, Detterbeck F, Kiefer T, Miserochi G, Shrager J, Singhal S, van Raemdonck D, Varela G (2011) Consensus definitions to promote an evidence-based approach to management oft he pleural space. A collaborative proposal by ESTS, AATS, STS and GTSC. Eur J Cardio-Thorac 40: 291–297

Cerfolio RJ, Bryant AS (2009) The quantification of postoperative air leaks. Multemedia Manual of Cardiothoracic Surgery, doi: 10.1510/mmcts.2007.003129

Danitsch D (2012) Benefits of digital thoracic drainage systems. Benefits of digital thoracic drainage systems. www.nursingtimes.net/benefits-of-digital-thoracic-drainage-systems/5042401.fullarticle (letzter Zugriff April 2016)

Heberer G, Schildberg FW, Sunder-Plassmann L, Vogt-Maykopf I (1991) Lunge und Mediastinum, 2. Aufl. Springer, Berlin Heidelberg

Linder A (2014) Thoraxdrainagen und Drainagesystem – Moderne Konzepte. UNI-MED, Bremen

McGuire AL, Petrich W, Maziak DE, Shamji FM, Sundaresan SR, Seely AJE, Gilbert S (2015) Digital versus analogue pleural drainage phase1: prospective evaluation of interobserver reliability in the assessment of pulmonary air leaks. ICVTS 21: 403–408

Merritt RE, Singhal S, Shrager JB (2010) Evidence-Based Suggestions for Management of Air Leaks. Thorac Surg Clin 20: 435–448, doi:10.1016

Mier JM, Molins L, Fibla JJ (2010) The benefits of digital air leak assessment after pulmonary resection: Prospective and comparative study. Cir Esp 87: 385–389

Miserocchi G, Negrini D (1997) Pleural space: pressure and fluid dynamics. In: Crystal RG, West JB (eds) The Lung: Scientific Foundations. Raven Press, New York, pp 1217–1225 (Chapter 88)

Pompili C, Detterbeck F, Papagionnopoulos K, Sihoe A, Vachlas K, Maxfield MW, Lim HC, Brunelli A (2014) Multicenter International Randomized Comparison of Objetive and Subjective Outcomes Between Electronic and Traditional Chest Drainage Systems. Ann Thorax Surg 98: 490–497

Pompili C, Xiumè F, Hristova R, Salati M, Refai M, Milton R, Brunelli A (2016) Regulated drainage reduces the incidence of recurrence after uniportal video-assisted thoracoscopic bullectomy for primary spontaneous pneumothorax: a propensity case-matched comparison of regultated and unregulated drainage. Eur J Cardio-Thorac 49: 1127–1131

Refai M, Brunelli A, Varela G, Novoa N, Pompili C, Jimenez MF, Aranda JL, Sabbatini A (2012) The values of intrapleural pressure before the removal of chest tube in non-complucated pulmonary lobectomies. Eur J Cardio-Thorac 41: 831–833

Sammi A, Critchley A, Dunning J (2006) Should chest drains be put on suction or not following pulmonary lobectomy?. ICVTS 5: 275–278

Varela G, Jiménez MF, Novoa NM, Aranda JL (2009) Postoperative chest tube management: measuring air leak using an electronic device decreases variability in the clinical practice. Eur J Cardio-Thorac 35: 28–31

Legen einer Thoraxdrainage – praktisches Vorgehen

T. Kiefer

6.1 Lokalisation – 60
6.1.1 Grundsätzliches – 60
6.1.2 Monaldi-Position – 60
6.1.3 Dorsaler supraskapuläre Zugang – 60

6.2 Aufklärung – 61

6.3 Lagerung – 61

6.4 Instrumentarium – 62

6.5 Art der Drainage – 63

6.6 Anzahl der Drainagen – 63

6.7 Praktische Vorgehensweise – 64
6.7.1 Verband – 65
6.7.2 Beginn der Therapie – 66

Literatur – 67

Eine kurze Bemerkung sei diesem Kapitel vorangestellt: Die hier beschriebene Vorgehensweise bezieht sich ausschließlich auf die Anlage von Thoraxdrainagen, die mittels Minithorakotomie und nicht im Zusammenhang mit einer Operation gelegt werden. Die Technik der Einlage von kleinen und kleinsten Kathetern entspricht indes im Wesentlichen der Pleurapunktion und muss daher an dieser Stelle nicht besprochen werden.

> Die Anlage von Thoraxdrainagen mittels der sog. Trokartechnik ist obsolet! Die damit verbundenen Komplikationen sind hinsichtlich Häufigkeit und Schwere inakzeptabel (Balley 2000).

Siehe hierzu auch ▶ Kap. 7 Komplikationen.

6.1 Lokalisation

6.1.1 Grundsätzliches

Die Lokalisation der Eintrittsstelle hängt in erster Linie vom Befund ab, der drainiert werden soll. Ist beispielsweise ein gekammerter Erguss oder ein Pleuraempyem zu drainieren, empfiehlt sich die sonografische Lokalisation, aus der sich dann die Inzisionsstelle ergibt.

Als eine Art Universalzugang für viele Indikationen (z. B. auslaufender Erguss, Pneumothorax) gilt der 4. Interkostalraum in der vorderen bis mittleren Axillarlinie („safe triangle") (◘ Abb. 6.1, Laws u. Neville 2003). Der 4. Interkostalraum ist ca. 2 Querfinger kaudal der Mamille zu denken, bei Frauen befindet er sich auf Höhe der Submammärfalte.

Grundsätzlich sollte die Inzisionsstelle nicht dorsal der Spina iliaca anterior superior lokalisiert sein. Damit ist gewährleistet, dass der Patient in Rückenlage nicht auf dem Drainageschlauch liegt. Dies ist zum einen schmerzhaft, zum anderen kann es dazu führen, dass der Schlauch abknickt und okkludiert.

Ist eine sehr dorsale Positionierung unumgänglich – etwa bei einem gekammerten Empyem – muss eine Polsterung des Drainageschlauches, z. B. mit Bauchtüchern, erfolgen.

6.1.2 Monaldi-Position

Die sog. Monaldi-Position (V. Monaldi 1899–1969) in der mittleren Axillarlinie des 2. Interkostalraums sollte nach Auffassung des Autors nicht mehr genutzt werden. Als Indikation für diesen Zugang wird häufig die Entlastung eines apikalen Pneumothorax angegeben. Hierbei handelt es sich zumeist – sofern es nicht um einen postoperativen Pneumothorax geht – um junge Patienten. Die Drainagestelle liegt jedoch an einer häufig sichtbaren Stelle im Dekolletébereich, und nicht selten bildet sich Keloid. Dieser Aspekt und die Tatsache, dass der Interkostalraum hier eng ist und ein einliegender Drainageschlauch Schmerzen verursacht, sind Gründe genug, diese Drainagelokalisation nicht zu nutzen.

Die immer wieder zitierte und im Medizinstudium offensichtlich auch gelehrte „Bülau-Position" gibt es nicht! Gotthard Bülau (1835–1900) hat weder eine Drainagesystem noch eine Inzisionsstelle beschrieben. Das große Verdienst von Bülau war und ist es, als erster das Heberprinzip, einen passiven Dauersog (▶ Kap. 5), zur konservativen Therapie des Pleuraempyems einzusetzen. Bülau wandte diese Methode erstmals 1875 in Hamburg bei einem Zimmermann, der an einem Pleuraempyem erkrankt war, erfolgreich an; publiziert hat er das Verfahren dann schließlich im Jahr 1891 (Bülau 1891).

6.1.3 Dorsaler supraskapuläre Zugang

Der dorsale supraskapuläre Zugang ist ein selten genutzter Zugangsweg zur Drainage postoperativer Pneumothoraces, bei denen die Lunge in den übrigen Abschnitten mit der Brustwand verwachsen und bei Nutzung der „konventionellen" Lokalisationen die Gefahr der Parenchymverletzung daher unverhältnismäßig groß ist. Allerdings muss bei dieser Indikation immer wieder hinterfragt werden, ob die Beschwerden des Patienten bei apikalem oder Spitzenpneumothorax die Anlage einer Thoraxdrainage überhaupt rechtfertigen oder ob die Drainage bloße „Röntgenbild-Kosmetik" darstellt.

6.3 · Lagerung

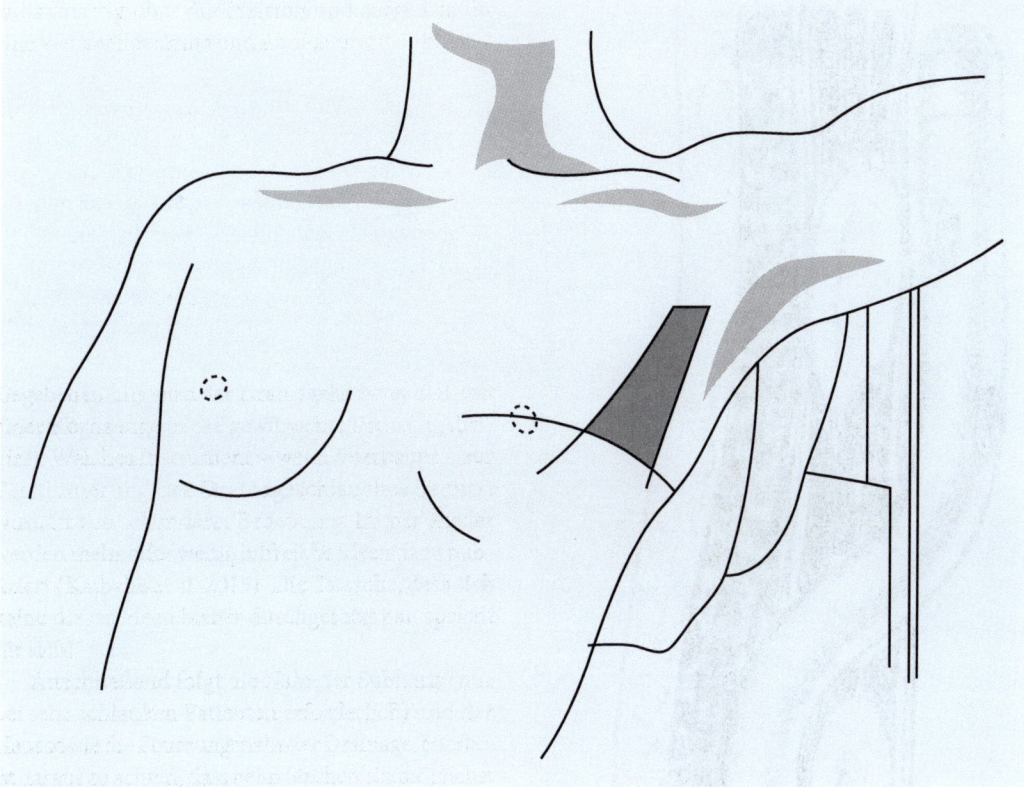

◨ Abb. 6.1 „Safe triangle"

> Der 4. Interkostalraum ist ca. 2 Querfinger kaudal der Mamille zu denken, bei Frauen befindet er sich auf Höhe der Submammärfalte. Grundsätzlich sollte die Inzisionsstelle nicht dorsal der Spina iliaca anterior superior lokalisiert sein.

6.2 Aufklärung

Medikolegale Aspekte werden im klinischen Alltag immer wichtiger. Deshalb muss – mit Ausnahme der absoluten Notfallindikation – immer eine ausführliche Aufklärung des Patienten erfolgen. Dabei müssen folgende Punkte besprochen werden:
— die Indikation,
— evtl. vorhandene therapeutische Alternativen,
— die Vorgehensweise,
— mögliche Komplikationen,
— der weitere Verlauf.

Selbstverständlich muss dieses Aufklärungsgespräch auf dem entsprechenden, kommerziell erhältlichen Aufklärungsbogen dokumentiert werden, außerdem ist zumindest nach deutschem Recht dem Patienten eine Kopie dieses Bogens auszuhändigen.

6.3 Lagerung

Wichtig in diesem Zusammenhang ist es, daran zu denken, dass die Einlage einer Thoraxdrainage häufig eine dringliche oder gar eine Notfallindikation darstellt und für den Patienten in der Klinik die erste relevante und zugleich invasive Maßnahme bedeutet. Wird der Patient nun gleich zu Beginn

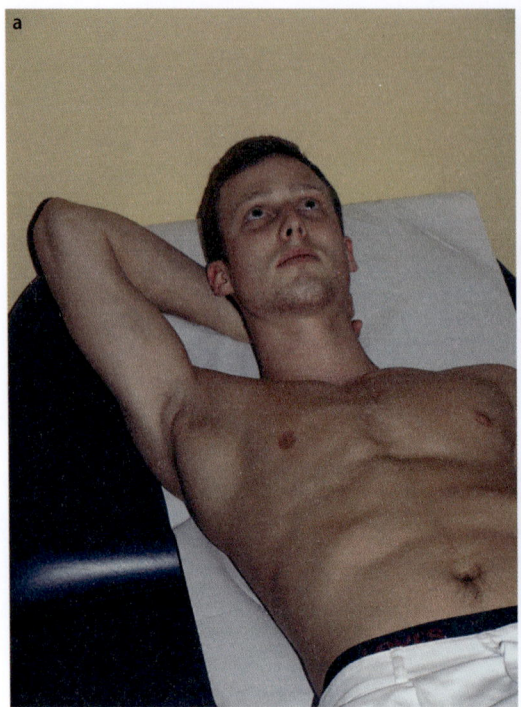 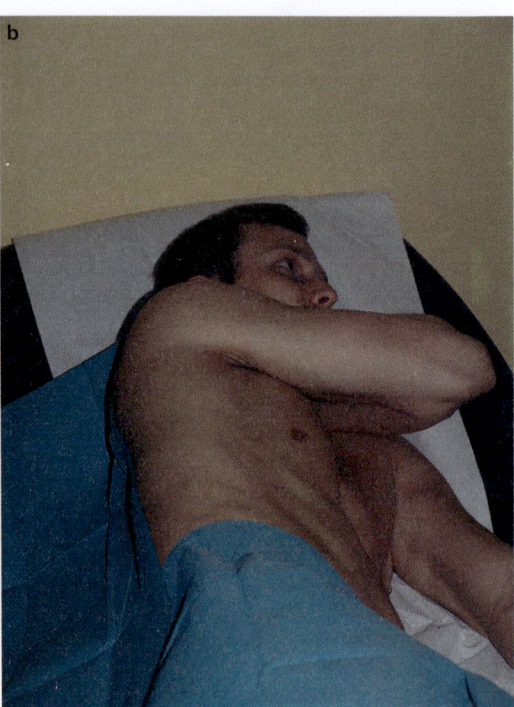

Abb. 6.2 a Rückenlage, b Seitenlage

der Behandlung durch Maßnahmen, die einfach zu vermeiden wären – wie eine unbequeme oder gar schmerzhafte Lagerung –, traumatisiert, ist die weitere vertrauensvolle Zusammenarbeit mit ihm zumindest erschwert!

Die Lagerung des Patienten ist abhängig von der Stelle, an der die Drainage eingebracht werden soll. Grundsätzlich soll der Patient so gelagert werden, dass er bequem und schmerzfrei positioniert ist und im Falle eines großen Ergusses nicht unter Dyspnoe zu leiden hat.

Am häufigsten wird die einfache Rückenlage – ggf. mit angehobenem Oberkörper – gewählt (Abb. 6.2a). Der Patient liegt sicher, stabil und bequem, der Arm auf der Seite des Eingriffs kann neben dem Oberkörper oder, beim wachen Patienten, hinter dem Kopf gelagert werden. Diese Lagerung ist für die meisten Indikationen anzuwenden.

In Fällen, in denen ein großer Pleuraerguss vorliegt, kann eine Seitenlagerung sinnvoll sein (Abb. 6.2b). Der Patient kann beispielsweise mit Kissen in eine stabile Seitenlage gebracht werden.

Diese Lagerung hat den Vorteil, dass beim Legen der Drainage der Erguss nicht sofort ausläuft und die Umgebung kontaminiert.

Soll eine dorsale, supraskapuläre Thoraxdrainage gelegt werden, so geschieht dies beim sitzenden Patienten. Der Arzt steht dann hinter dem Patienten.

6.4 Instrumentarium

Ein Prozedurenset, das alle erforderlichen Instrumente und Einmalmaterialien enthält, ist empfehlenswert. So ist gewährleistet, dass immer alle Utensilien zur Verfügung stehen. Im Falle einer dringlichen Indikation kann dies einen entscheidenden zeitlichen Vorteil bedeuten. Ob dieses Set nun individuell zusammengestellt ist oder von entsprechenden Anbietern (Abb. 6.3) bezogen wird, ist sekundär. Durch die Anwendung eines derartigen Sets wird auch die Einhaltung der SOP, die heutzutage sicher in den allermeisten Kliniken existiert, unterstützt.

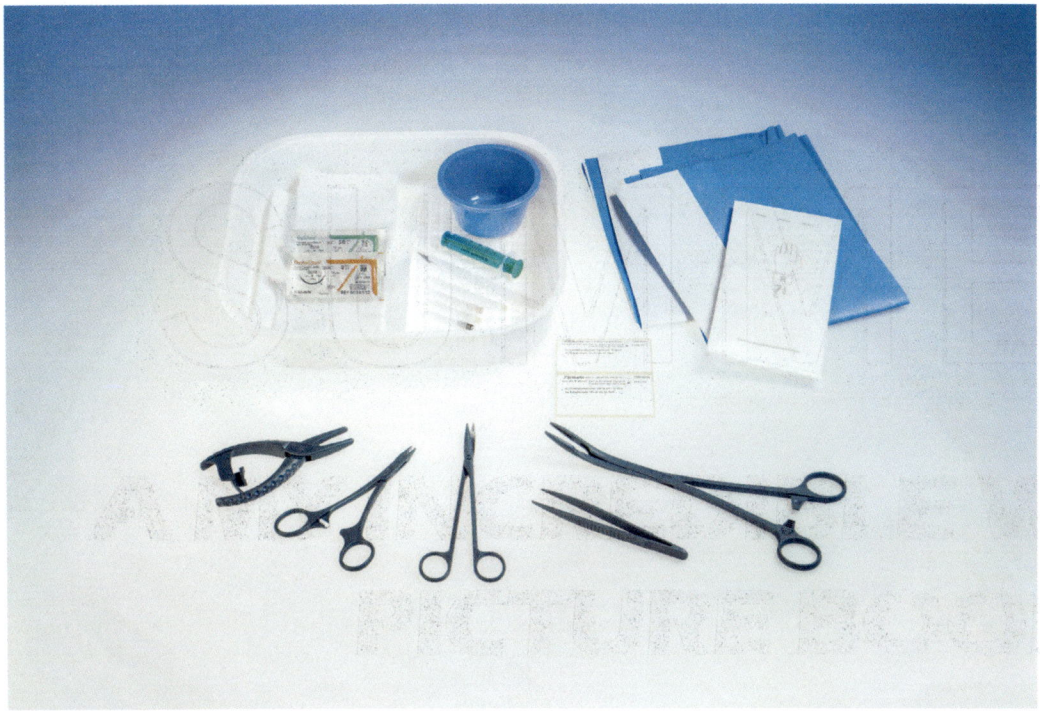

Abb. 6.3 Prozedurenset. (Mit freundlicher Genehmigung der Firma Braun-Aesculap)

6.5 Art der Drainage

Grundsätzlich können Thoraxdrainagen unterschieden werden nach dem Material, dem Durchmesser sowie den verschiedenen Konfigurationen (gerade oder gebogen) und dem Vorhandensein eines zweiten (Spül-)Lumens (Abb. 6.4). Näheres dazu ▶ Kap. 4.

Die Indikation bestimmt in erster Linie, welche Drainage mit welchem Durchmesser zum Einsatz kommen wird. Darüber hinaus spielen die körperliche Konfiguration des Patienten sowie die individuellen Vorlieben und Erfahrungen des behandelnden Arztes eine Rolle bei der Auswahl der Drainage. Tab. 6.1 bietet hierzu einen Überblick.

6.6 Anzahl der Drainagen

In aller Regel genügt die Einlage einer Drainage. Mittlerweile wurde das in zahlreichen Arbeiten gezeigt (Brunelli et al. 2011): Auch postoperativ ist nach Standardresektionen eine Drainage ausreichend, es werden die gleichen Ergebnisse erzielt wie bei Verwendung von 2 oder gar 3 Drainagen. Dies bei kürzeren Drainagezeiten, geringeren Schmerzen und Kosten. Die alte Regel „einen Schlauch nach oben für die Luft, einen nach unten für die Flüssigkeit" kann getrost verlassen werden. Der Brustkorb ist ein kommunizierender Raum – Luft und Flüssigkeit werden gleichermaßen durch eine Drainage erfasst.

Die Idee, bei sich nicht vollständig ausdehnender Lunge, etwa nach Pleurektomie und Dekortikation bei Pleuraempyem, eine Drainage basal zu positionieren, um hier eine Verbesserung zu erzielen, darf wohl im Reich der mechanistischen Vorstellungen angesiedelt werden – den Nachweis der Effektivität bleibt sie schuldig.

Auch für eine sog. Ringspülung, so sie denn indiziert ist, müssen nicht zwangsläufig zwei Drainagen gelegt werden. Mithilfe einer sog. Spüldrainage kann zwar keine Ringspülung durchgeführt werden, wohl aber eine nicht minder effiziente Applikation von

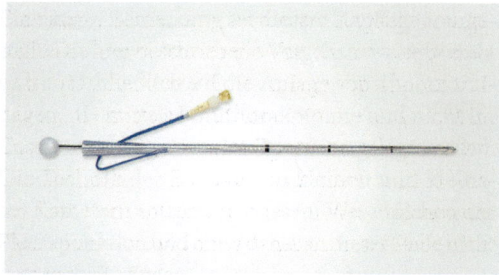

Abb. 6.4 Spüldrainage. (Mit freundlicher Genehmigung der Fa. Covidien)

Tab. 6.1 Art der Drainage bei verschiedenen Indikationen

	Art der Drainage	Durchmesser
Pneumothorax	Standarddrainage	20 Ch
Pleuraempyem	Spüldrainage	24–28 Ch
Hämatothorax	Spüldrainage	24–28 Ch
Postoperativ nach Standard-resektionen	Standarddrainage	24 Ch
Postoperativ nach Pleurodese	Standarddrainage	20–24 Ch

Flüssigkeiten und Medikamenten, die in gleicher Weise alle Regionen intrathorakal erreichen.

6.7 Praktische Vorgehensweise

Zunächst hat sich der für das Legen der Thoraxdrainage verantwortliche Arzt definitiv zu versichern, dass die richtige Seite gewählt wurde! Hilfreich ist es, wenn in der Nähe ein Bildschirm vorhanden ist, auf dem das entsprechende Röntgen- oder CT-Bild aufgerufen werden kann. Im Falle eines Ergusses oder eines Pleuraempyems sollte unmittelbar vor Legen der Drainage nochmals ein Sonografie erfolgen.

> Das Legen einer Thoraxdrainage hat unter strikt aseptischen Kautelen zu erfolgen, das bedeutet: Mantel, Haube, Mundschutz und sterile Handschuhe sind obligat!

Nach Hautdesinfektion und sterilem Abdecken erfolgt die Infiltration der Inzisionsstelle mit Lokalanästhetikum. Bei der Infiltration der Haut ist darauf zu achten, dass der infiltrierte Bezirk auch den Bereich umfasst, in dem die Fixationsnaht der Drainage zu liegen kommt. In der Tiefe muss unbedingt das Periost der entsprechenden Rippe sorgfältig betäubt werden. Gleiches gilt für die sehr schmerzempfindliche Pleura. Bei normal konfigurierten Patienten sollten 30 bis maximal 40 ml eines 1%igen Lokalanästhetikums ausreichen. In der zuvor durchgeführten Anamnese ist auf jeden Fall nach möglichen Unverträglichkeiten auf Lokalanästhetika zu fragen! Die Höchstdosis, die verwendet werden darf, ist unbedingt zu beachten, um insbesondere kardiale Komplikationen zu vermeiden.

Bei wachen und ggf. unruhigen Patienten hat es sich bewährt, die Annaht für den Drainagekatheter bereits vor der Hautinzision zu legen und zu knüpfen. So kann nach Positionierung des Katheters rasch dessen Fixierung erfolgen. Zudem kann dieser Schritt zur Überprüfung der Effizienz der Lokalanästhesie genutzt werden.

Danach erfolgt die Inzision der Haut und der Subkutis mit dem Skalpell. Dabei ist darauf zu achten, dass die Inzision groß genug ist, um später eine digitale Inspektion des Thorax mit dem Finger schmerzfrei und sicher durchführen zu können.

Die weitere Präparation erfolgt nun mit der Schere abwechselnd schneidend und spreizend bis auf die Rippe und danach über den Oberrand der Rippe nach intrathorakal.

> Es muss immer kranial der Rippe in den Thorax eingegangen werden! Vor Einbringen des Drainagekatheters muss stets – auch beim Totalkollaps der Lunge – eine digitale Inspektion des Pleurahöhle erfolgen, um Verletzungen der intrathorakalen Organe zu vermeiden und sicherzustellen, dass eine intrathorakale und keine intraabdominale Lage vorliegt.

Im Idealfall liegt die Hautinzision einige Zentimeter kaudal der Eintrittsstelle bzw. in Höhe der Rippe, über der nach intrathorakal eingegangen wird. So kann der sog. Kulisseneffekt ausgenutzt werden: Die Weichteile der Brustwand verschieben sich kulissenartig über die Inzision und sorgen so für eine Weichteildeckung und Abdichtung (◘ Abb. 6.5).

> Der Drainageschlauch muss sich widerstandsfrei einführen lassen. Beschlägt der Drainagekatheter unmittelbar nach dem Einlegen in den Brustkorb, ist dies ein deutlicher Hinweis darauf, dass die Drainage tatsächlich intrathorakal liegt, insbesondere dann, wenn der Beschlag atemsynchron zu- und abnimmt.

Gegebenenfalls wird der Drainagekatheter z. B. mit einer Kornzange in die gewünschte Richtung dirigiert. Welches Instrument – wenn überhaupt – zur Positionierung des Drainageschlauches benutzt wird, ist von sekundärer Bedeutung. Immer wieder werden mehr oder wenig hilfreiche Ideen dazu publiziert (Katballe et al. 2015). Die Tatsache, dass sich keine dieser Ideen bisher durchgesetzt hat, spricht für sich!

Anschließend folgt die Naht der Subkutis (nur bei sehr schlanken Patienten erforderlich) und der Haut sowie die Fixierungsnaht der Drainage. Hierbei ist darauf zu achten, dass beim Stechen ein möglichst großer Steg entsteht. Dies ist wichtig, um bei längeren Drainagezeiten ein „Durcharbeiten" der Naht durch die Kutis zu verhindern. Zudem besteht die Möglichkeit einer neuerlichen schmerzfreien Fixierung des Drainageschlauches, falls dieser zurückgezogen werden muss (◘ Abb. 6.6). Zuletzt wird eine sog. Vorlegenaht gestochen. Sie wird nach Entfernen der Drainage dazu benutzt, die Inzision zu verschließen (◘ Abb. 6.7). Diese Naht ist vor allem bei sehr schlanken Patienten (Pneumothorax!) sinnvoll, bei korpulenteren Personen kann durchaus darauf verzichtet werden.

Eine Tabaksbeutelnaht ist nicht erforderlich. Sie verbessert nicht die Dichtigkeit nach Entfernen der Drainage, die Wahrscheinlichkeit kosmetisch unbefriedigender Ergebnisse ist jedoch gegeben.

6.7.1 Verband

Abschließend erfolgt der Verband – z. B. mit sog. Schlitzkompressen um den Schlauch, gefolgt von „normalen" Kompressen (10×10 cm) und einem

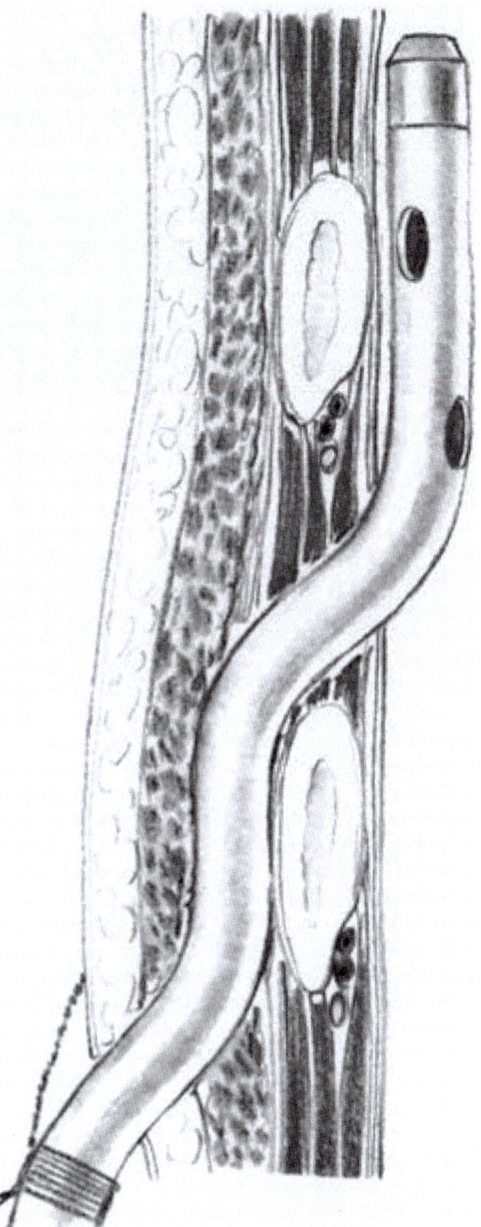

◘ **Abb. 6.5** Kulisseneffekt. (Aus Heberer et al. 1991)

Pflasterverband. Eine zusätzliche Fixierung des Schlauches mit einem Pflasterzügel ist empfehlenswert (◘ Abb. 6.8a), um ein Abweichen des Schlauches nach dorsal zu vermeiden, was dazu führen kann, dass der Patient auf dem Schlauch zu liegen kommt, so dass dieser okkludiert. Alternativ zum

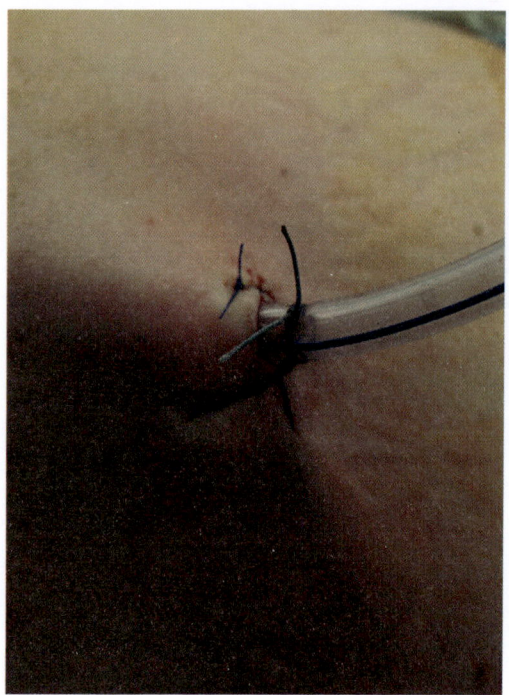

◘ Abb. 6.6 Annaht – breiter Steg

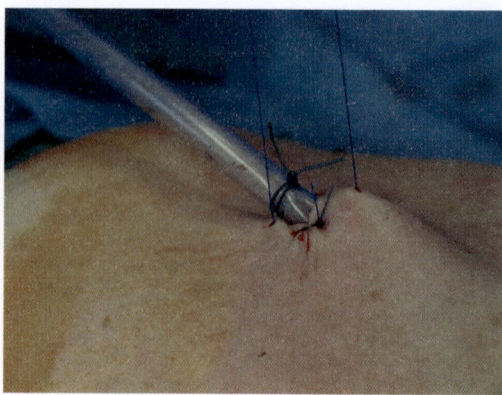

◘ Abb. 6.7 Vorlegenaht

Pflasterzügel kann das die Inzisionsstelle abdeckende Pflaster so groß gewählt werden, dass die Funktion des Zügels gleich von diesem Pflaster mitübernommen werden kann (◘ Abb. 6.8b). Darüber hinaus ist darauf zu achten, dass das Pflaster nicht zu straff angelegt wird, um das Entstehen von Spannungsblasen der Haut zu verhindern. Der Verband muss so angelegt werden, dass kein Zug auf die Fixierungsnaht ausgeübt wird, um Schmerzen zu vermeiden.

Alternativ zu der geschilderten Verbandstechnik kann auch ein Hydrokolloidverband verwendet werden, der eventuell austretende Flüssigkeit bis zu einem gewissen Grad aufnimmt.

> Die Schlauchverbindung sollte auf keinen Fall mit zahllosen Windungen von Pflaster zusätzlich „gesichert" werden! Dies erzeugt nur eine Scheinsicherheit, die gefährlich sein kann, da nicht mehr erkennbar ist, was unter dem Pflaster eventuell geschieht.

Die heute angebotenen Schlauchverbindungen und -adapter sind in aller Regel so gut gestaltet, dass eine sichere Verbindung zwischen Drainagekatheter und Schlauchsystem gewährleistet ist!

6.7.2 Beginn der Therapie

Wenn der Schlauch mit dem Drainagesystem verbunden ist, sollte es vermieden werden, den Unterdruck sofort anzulegen. Dies gilt insbesondere bei ausgedehnten Pneumothoraces und großen Ergüssen, die zudem eventuell noch über einen längeren Zeitraum bestanden. Wird die Lunge schlagartig zur Ausdehnung gebracht, kann dies einen massiven und quälenden Husten zur Folge haben. Auch wird vermutet, dass die Gefahr eines Reexpansionsödems bei einer schnellen Wiederausdehnung größer ist (▶ Kap. 7). Es empfiehlt sich, den Patienten für 60 min mittels Pulsoxymetrie zu überwachen. Nach dieser Zeitspanne ist das Auftreten eines Reexpansionsödems sehr unwahrscheinlich. Die Gefahr des Reexpansionsödems scheint mit der Größe der Atelektase – unabhängig davon, ob diese durch einen Pneumothorax oder einen Pleuraerguss verursacht – und der Dauer ihres Bestehens (mehr als 4 Tage) zuzunehmen (Rozeman et al. 1996).

Postoperativ kann die Drainage nach Thoraxverschluss und Anlegen der Verbände mit dem Drainagesystem noch auf dem OP-Tisch verbunden und das System in Betrieb genommen werden.

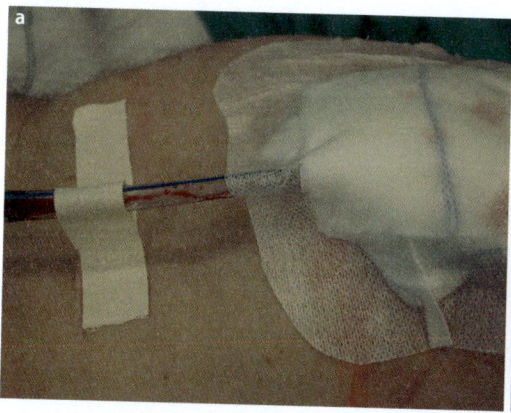 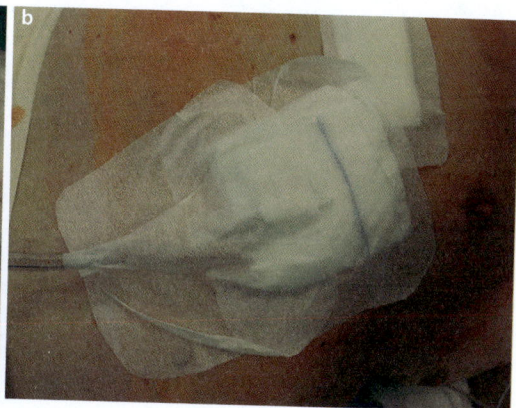

Abb. 6.8 a Verband plus Zügel, b Verband mit integriertem Zügel

> Nach Einlage einer Thoraxdrainage ist die Durchführung einer Röntgenaufnahme – im Idealfall im Stehen in einer Ebene – zur Dokumentation und Überprüfung der korrekten Lage obligat!

Literatur

Bailey RC (2000) Complications of tube thoracostomy in trauma. J Accid Emerg Med 17: 111–114

Brunelli A, Beretta E, Cassivi SD, Cerfolio RJ, Detterbeck F, Kiefer T, Miserochi G, Shrager J, Singhal S, van Raemdonck D, Varela G (2011) Consensus definitions to promote an evidence-based approach to management of the pleural space. A collaborative proposal by ESTS, AATS, STS and GTSC. Eur J Cardio-Thorac 40: 291–297

Bülau G (1891) Für die Heber-Drainage bei Behandlung des Empyems. Z Klin Med 18: 31–34

Katballe N, Moeller LB, Olesen WH, Litzer MM, Andersen G, Nekrasas V, Licht PB, Bach P, Pilegaard HK (2015) A Novel Device for Accurate Chest Tube Insertion: A Randomized Controlled Trial. Eur J Cardio-Thorac 48: 893–898

Laws D, Neville E, Duffy J (2003) BTS guidelines fort the insertion of a chest drain. Thorax 58: ii53–ii59

Rozeman J, Yellin A, Simansky DA, Shiner RJ (1996) Re-Expansion pulmonary oedema following spontaneous pneumothorax. Resp Med 90: 235–238

Komplikationen beim Legen und im Umgang mit Thoraxdrainagen

J. Volmerig

7.1	Einleitung	– 70
7.2	Grundsätzliche Überlegungen	– 70
7.2.1	Patientenseitige Rahmenbedingungen	– 70
7.2.2	Aspekte des Therapeuten	– 71
7.2.3	Örtliche und technische Rahmenbedingungen	– 71
7.2.4	Bildgebung/Drainagelokalisation	– 71
7.3	Technische Probleme bei der Drainageanlage	– 71
7.4	Organspezifische Verletzungen	– 73
7.4.1	Verletzungen der Thoraxwand	– 73
7.4.2	Lungenparenchymverletzungen	– 74
7.4.3	Pleurale Blutung	– 76
7.4.4	Herz-/Gefäßverletzungen	– 76
7.4.5	Ösophagusverletzungen	– 76
7.4.6	Chylothorax	– 76
7.4.7	Mechanische thorakale Irritationen	– 77
7.4.8	Verletzung von Abdominalorganen	– 77
7.4.9	Reexpansionsödem	– 79
7.5	Befundkontrolle	– 79
	Literatur	– 79

© Springer-Verlag Berlin Heidelberg 2016
T. Kiefer (Hrsg.), *Thoraxdrainagen*,
DOI 10.1007/978-3-662-49740-1_7

> Jeder Fehler erscheint unglaublich dumm, wenn andere ihn begehen.
> (Georg Christoph Lichtenberg)

7.1 Einleitung

Thoraxdrainagen und pleurale Punktionen stellen ein buntes medizinisches Mosaik dar, indem jede einzelne Einflussgröße sich variabel präsentiert:
- Ausbildungstand, Fachgebiet sowie mögliche Spezialausbildung des Durchführenden (Etoch et al. 1995, Harris et al. 2010),
- elektive/palliative, dringliche oder Notfallindikation,
- kurzzeitige Einmalanwendung, passagere oder längerfristige Drainagetherapie,
- Drainierung von Flüssigkeiten unterschiedlicher Viskosität und Konsistenz oder eines Pneumothorax,
- Variationen der Drainageart hinsichtlich Material, Kaliber, Form, Anzahl an Perforationen,
- Sogstärke und -dauer der Drainagetherapie,
- Applikationsmodus: Punktion, Seldinger-Technik, Trokardrainage, stumpfe Präparation,
- Umgebungssetting: präklinisch (Schmidt et al. 1998, Waydhas u. Sauerland 2007), Notaufnahme, Verbandszimmer/Eingriffsraum,
- Intensivstation, Operationssaal (Chan et al. 1997),
- patienteneigene Voraussetzungen hinsichtlich Habitus, Alter, Geschlecht, Komorbidität/Begleitverletzungen.

Den Umständen entsprechend birgt jede einzelne dieser Einflussgrößen mehr oder weniger spezifische Risiken in der Durchführung. Komplikationshäufigkeiten wurden unter Herausarbeitung vieler einzelner Aspekte beleuchtet, jedoch sind die Fallbeobachtungen sämtlich retrospektiv und aus diesem Grunde nicht durchgängig vergleichbar. Komplikationen wurden in bis zu 44 % der durchgeführten Interventionen beschrieben (Ball et al. 2007, Maybauer et al. 2012, Millikan et al. 1980).

> **Komplikationen beim Legen einer Thoraxdrainage und im weiteren Verlauf bei der Therapie treten mit einer Häufigkeit von bis zu 44 % auf.**

Welche Schlussfolgerungen lassen die gesammelten Erfahrungen zu? Sind Komplikationen vollständig zu vermeiden? Gibt es die *eine* Handlungsanweisung, die allen Voraussetzungen gerecht wird?

Eine konsequente Fragestellung lautet: „Wie gut bilden wir unsere Assistenzärzte aus?" (Ball et al. 2007, Etoch et al. 1995, Harris et al. 2010).

Dementsprechend bestehen zahlreiche Ansätze zum technischen und strategischen Vorgehen. Jede Form der pleuralen Intervention birgt indikationsabhängige Komplikationsmöglichkeiten und Strategien zu deren Vermeidung. In dieser Übersicht werden nach allgemeinen technischen Anmerkungen die möglichen Komplikationen organabhängig thematisiert. Zielsetzung ist eine Übersicht, anhand derer sich jeder praktisch Durchführende orientierend ein falladaptiertes Risikoprofil erstellen kann, um gezielt „pit-falls" zu vermeiden. Nur eine differenzierte und selbstkritische Würdigung der Umstände erscheint geeignet, einen Behandlungserfolg zu sichern.

7.2 Grundsätzliche Überlegungen

7.2.1 Patientenseitige Rahmenbedingungen

Handelt es sich um eine diagnostische oder therapeutische Maßnahme? Wie ist die klinische Situation des Patienten einzuschätzen? Ist die Indikation als elektiv, dringlich oder (potenziell) vital einzustufen? Bestehen therapeutische oder diagnostische Alternativen? Handelt es sich möglicherweise um „radiologische Kosmetik"? Ist die vorliegende Diagnostik valide und aussagekräftig, oder muss sie ggf. ergänzt werden? Besteht eine relevante Komorbidität oder Beeinträchtigung der Hämostase? Beeinflussen die Grunderkrankungen/Trauma oder Voroperationen die anatomischen Gegebenheiten? Wurde eine Kontrolle der Patientenidentität und -körperseite vorgenommen und dokumentiert? Wurde eine ereignisadäquate Aufklärung durchgeführt und dokumentiert?

7.2.2 Aspekte des Therapeuten

Bin ich adäquat ausgebildet? Gibt es Unterstützung vor Ort oder in Rufbereitschaft? Habe ich ausreichende personelle Ressourcen und Unterstützung? Benötige ich fachübergreifende Hilfe/Anästhesie? Ist die Wahl des Verfahrens adäquat? Bin ich auf das Management möglicher Komplikationen eingestellt?

7.2.3 Örtliche und technische Rahmenbedingungen

Ist die Wahl der Örtlichkeit dem Befund angemessen (präklinisch/Notaufnahme/Verbandzimmer/Eingriffsraum/Operationssaal/Intensivstation)? Sind alle benötigten Materialien einschließlich möglicher Probenbehältnisse vorhanden? Kann der post-interventionelle Befund verifiziert werden? Ist die weitere Nachbehandlung sichergestellt?

7.2.4 Bildgebung/Drainagelokalisation

Sowohl die Art der pleuralen Intervention als auch die Lokalisation des Zuganges sind abhängig von der rechtfertigenden Indikation. Dementsprechend ist zu prüfen, ob eine befundadäquate Anamnese-adaptierte und aktuelle Diagnostik/Bildgebung vorliegt. In Frage kommen radiologische Übersichtsaufnahme, Sonografie und/oder Computertomografie. Entscheidend ist aber auch die befundorientierte Auswertung – liegt z. B. eine entzündliche oder tumoröse Schwarte vor? Ist die intrathorakale Anatomie regelrecht? Wo liegen mögliche Rippenfrakturen?

> Vor einer pleuralen Intervention muss eine befundadäquate Bildgebung (Sonografie, Röntgen-Übersichtsaufnahme, CT oder eine Kombination dieser Methoden) erfolgen, die neben der Bestätigung der zu behandelnden Seite auch eine adäquate Darstellung der Befunde gewährleistet.

Während für die Drainageanlage das subaxilläre „Sicherheitsdreieck" als Lokalisation der Wahl für viele Indikationen gilt (Havelock et al. 2010), kann eine sonografische Zugangsbestimmung essenzielle Informationen liefern (Abb. 7.1) (Shojaww u. Argento 2014). Nach Lagerung des Patienten für die Intervention durchgeführt, kann sie z. B. die notwendige Sicherheit zum forcierten Durchstoßen etwa einer entzündlichen Pleuraschwarte vermitteln. Bei rein probatorischen Punktionen vor Drainageanlage ohne bildgebende Kontrollen wurden – als Hämothorax fehlinterpretierte – intrathorakale Gefäßpunktionen mit konsekutiver Drainagekomplikation beschrieben. Weitere Hinweise zur bildgebenden Diagnostik folgen unter Berücksichtigung spezieller Komplikationsbeschreibungen.

Auch wenn die Drainageanlage befundadaptiert durchgeführt wird, sind „außergewöhnliche" topografische Lokalisationen selten erforderlich. Unabhängig von der Kaliberstärke sollte bereits bei der Platzierung die weitere Therapie in Betracht gezogen werden. Von dorsal platzierte Drainagen können zwar primär eine suffiziente therapeutische Wirkung zeigen, diese jedoch aufgrund einer Abknickung des auf dem Rücken liegenden Patienten verlieren sowie Schmerzen und Infektionen begünstigen.

Applikationsorte wie dorsal supraskapulär oder ventral in Höhe des 2. ICR sind selten erforderlich. Aufgrund der zugangsbedingten Verletzung muskulärer Strukturen können sie anhaltende Beschwerden verursachen, weshalb hier eine strenge Indikationsstellung und die Prüfung therapeutischer Alternativen empfohlen wird.

Bei Verwendung von Trokardrainagen sind die Häufung und der höhere Schweregrad anlagebedingter Komplikationen gut untersucht (Maybauer et al. 2012). Daraus resultiert die Empfehlung einer stumpfen Drainageanlagetechnik, welche in diesem Buch bereits erläutert wurde.

> Die Verwendung von Trokardrainagen ist mit einer signifikanten Häufung von Komplikationen vergesellschaftet und daher abzulehnen.

7.3 Technische Probleme bei der Drainageanlage

▪ Extrathorakale Drainage

Eine extrathorakale/subkutane Drainageplatzierung wird vermehrt bei Verwendung von Trokardrainagen beschrieben (John et al. 2014), in der Regel

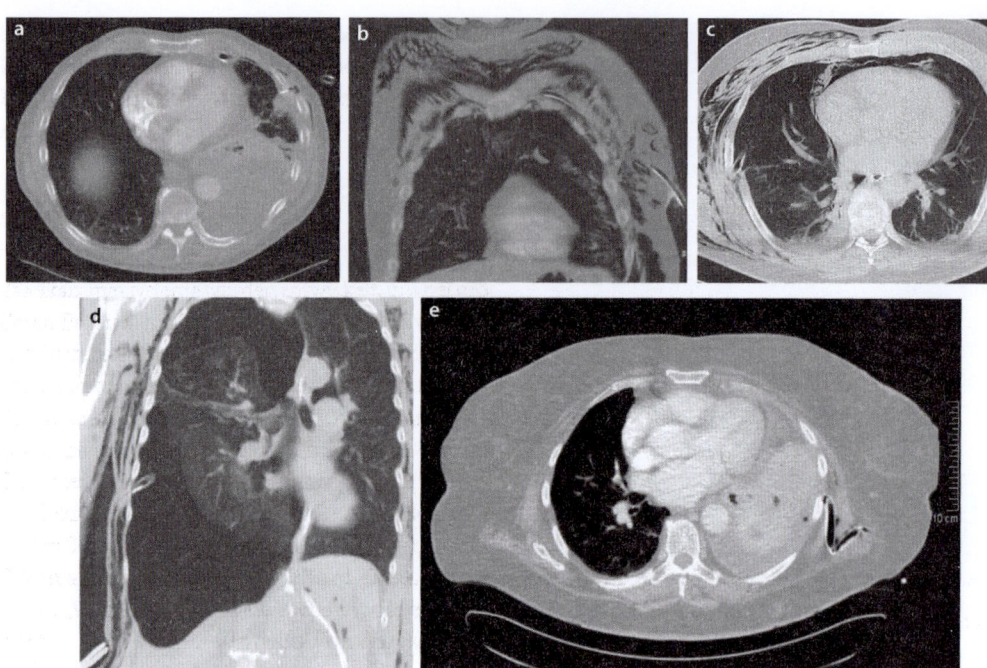

Abb. 7.1a–d Drainagefehlplatzierung: **a** falsche Lokalisation/intrathorakaler Drainageverlauf, **b** Drainageverlauf außerhalb des knöchernen Thorax, **c** Drainage in Rippenfrakturspalt, **d** Spannungspneumothorax durch Drainageabklemmung, **e** abgeknickter Drainageverlauf

durch Abrutschen auf der knöchernen Thoraxwand (◘ Abb. 7.1b). Naturgemäß kann die Häufigkeit dieser Fehlplatzierung durch Verwendung einer stumpfdigitalen Präparationstechnik des Pleuraspaltes mit anschließender Drainageplatzierung deutlich reduziert werden.

- **Rippenserien- bzw. Rippenstückfrakturen**

Erschwert werden kann die Drainageanlage auch durch eine instabile knöcherne Thoraxwand im Rahmen von Rippenserien- bzw. Rippenstückfrakturen mit Aufhebung des Widerlagers bei der Präparation. Im Falle von Drainageindikationen nach Trauma ist ein besonderes Augenmerk auf die Bildgebung zu legen, da Drainageplatzierungen in einem Frakturspalt (◘ Abb. 7.1c) neben der Gefahr der Drainageabscherung schwer beherrschbare, persistierende Schmerzzustände zur Folge haben.

- **Subkutane Emphyseme**

Subkutane Emphyseme können von diskreten radiologischen Befunden bis zu massiven subjektiven Beeinträchtigungen der Patienten, Einschränkung der Atemmechanik sowie Schrittmacherfehlfunktionen reichen (Jones et al. 2001). Ursächlich kommen in Frage:

- pulmonale Leckagevolumina mit unzureichender Drainageleistung z. B. bei beamteten Patienten,
- unverhältnismäßig weite Eröffnung der parietalen Pleura mit entsprechender Möglichkeit der intrathorakalen Luftentweichung nach interkostal/subkutan an der Drainage vorbei,
- suboptimale Drainageplatzierung intrapleural, z. B. interlobär,
- unzureichend weit intrathorakale Drainageplatzierung mit Positionierung eines Drainageloches subkutan,
- Einschränkung der Sogleistung durch abgeknickte Drainageverläufe (subkutan oder extrathorakal, „vergessene" Abklemmmaßnahmen; ◘ Abb. 7.1d,e) oder Drainageokklusion (Koagel, Fibrin, Gewebspartikel) (Paul et al. 2010). Die Therapie erfolgte neben der Beseitigung von

Passagehindernissen durch (Neu-)Anlage weiterer Thoraxdrainagen oder Modifikation der Sogtherapie.

Eine nasale oder orale O_2-Insufflation kann die Resorption des Emphysems beschleunigen. Spezifische Maßnahmen wie z. B. Entlastung durch Hautpunktionen oder subkutane Katheteranlagen sind selten erforderlich.

- **Mangelhafte Drainagefixierung**

Mangelnde Drainagefixierungen (Abb. 7.2) und mangelnde kutane Abdichtungen führen zu mechanischen Irritationen, Schmerzen und unzureichender Drainagewirkung. Des Weiteren werden Wundinfektionen sowie die Entwicklung von Pleuraempyemen begünstigt. Tägliche Verbandswechsel und Wundkontrollen können zur Erkennung drohender Infektionen oder Nahtlockerungen hilfreich sein. Das Risiko von Drainagedislokationen und sekundären intrathorakalen Arrosionen, Luftleckagen und feuchten Wundverhältnissen kann durch abdichtende Nahttechniken (U-Naht, Tabaksbeutelnaht) und Verwendung von nichtresorbierbarem Nahtmaterial minimiert werden.

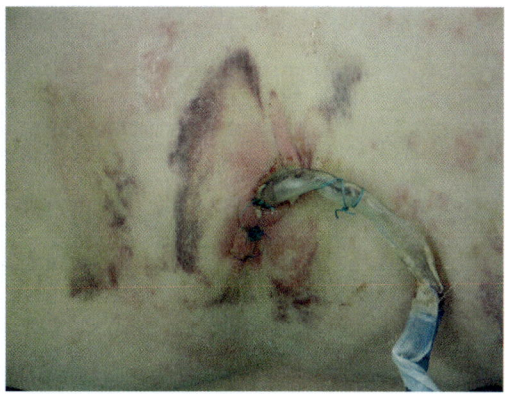

Abb. 7.2 Mangelhafte Drainagefixierung

Mit zunehmendem Lebensalter findet ein individuell ausgeprägter Descensus der Arterien in den Interkostalraum statt. Er ist am stärksten paravertebral (4–5 cm) mit abnehmender Tendenz nach lateral (über 9 cm) ausgeprägt und vor allem bei der diagnostischen oder therapeutischen Pleurapunktion älterer Patienten zu berücksichtigen (Yoneyama et al. 2010).

> Mit zunehmendem Alter befinden sich die Interkostalarterien insbesondere dorsal und lateral nicht mehr im Sulcus costalis. Sie können im Interkostalraum verlaufen und daher auch beim Eingehen in den Interkostalraum verletzt werden.

7.4 Organspezifische Verletzungen

Nicht jede somatische Komplikation ist bei der Durchführung invasiver Maßnahmen vermeidbar. Dennoch ist eine sorgfältige Erfassung der vorliegenden Situation, Bildgebung sowie Kenntnisse der allgemeinen und patientenbezogenen Anatomie unerlässlich. Eine befundgerechte technische Durchführung minimiert weitere Risiken. Im Folgenden werden die Komplikationen entsprechend den anatomischen Gegebenheiten erörtert.

Als anatomische Variationen erstrecken sich Kollateralarterien über 2–3 Interkostalräume in der lateralen Thoraxwand – vermehrt zwischen dem 8. und 11. ICR, aber auch in Höhe des 4.–7. ICR, sowie außerdem gehäuft im rechten Hemithorax (Da Rocha et al. 2002, Wraight et al. 2005, Jeon et al. 2015).

Neben Verletzungen von Interkostalarterien können Verletzungen von lateralen Muskel- und Hautästen, insbesondere aber auch der A. thoracica lateralis, zu ausgedehnten und revisionspflichtigen Blutungen führen (Abb. 7.3).

7.4.1 Verletzungen der Thoraxwand

Verletzungen von Interkostalarterien können akut lebensbedrohliche Blutungen auslösen (Muthuswamy et al. 1993). Die kommunizierenden hinteren Interkostalarterien aus der Aorta und die vorderen Interkostalarterien aus der Arteria thoracica interna verlaufen keineswegs immer erwartungsgemäß im Sulcus costalis oder am Rippenunterrand.

Gefäßverletzungen werden in der Regel im Rahmen der Interventionsdurchführung evident. Insbesondere venöse Verletzungen können aber aufgrund der Kompression durch die eingelegte Drainage okkult bleiben und nach Drainageentfernung

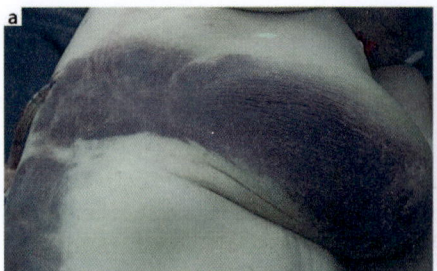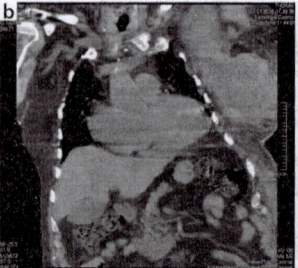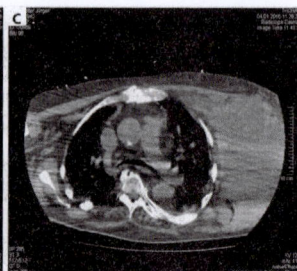

Abb. 7.3a–c Thoraxwandhämatom

noch zu relevanten Blutungen in die Thoraxwand führen (Seki u. Joda 2015). Blutungen in die Thoraxhöhle mit Ausbildung eines klinisch protrahiert evidenten Blutverlustes/Hämothorax schließen letale Verläufe ein.

Auch nach Jahren sind als vasale Spätkomplikationen arteriovenöse Fistelbildungen mit Indikation zur chirurgischen oder embolisierenden Intervention beschrieben (Heifetz et al. 1975).

Unter Berücksichtigung der Anatomie des subaxillären „Sicherheitsdreiecks" sind dorsale Verletzungen des M. latissimus dorsi sowie des Gefäß-/Nervenbündels zu vermeiden, die neben ausgedehnten Hämatomen zur Ausbildung einer Scapula alata mit entsprechenden funktionellen Einbußen führen können (Hassan u. Keaney 1995).

Nach ventral führen Verletzungen des Brustdrüsenkörpers unter Umständen zu stark beeinträchtigenden Mastitiden, Läsionen von Brustimplantaten haben revisionspflichtige Silikonleckagen/Silikothoraces zur Folge (Rice et al. 1995).

Weichteilinfektionen (s. a. ▶ Mangelnde Drainagefixierungen) reichen von Infekten mit pathogenen „Routinekeimen", z. B. *S. aureus*, bis zu schwersten Verläufen von nekrotisierender Fasziitis (Hsu et al. 2006, Chen et al. 1992). Diese kann bei gleichzeitigem subkutanem Emphysem initial schwer zu differenzieren sein, erfordert jedoch ein umgehendes chirurgisches Vorgehen und antibiotische Therapie, während Wundinfektionen in der Regel durch Lokalmaßnahmen – ggf. nach Drainageentfernung – ohne systemische Behandlung zu beherrschen sind. Rippenarrosionen mit konsekutiver Osteomyelitis stellen eine Rarität dar.

Grundsätze der chirurgischen Antisepsis sowie der atraumatischen Präparation sind entscheidend für die Infektvermeidung. Prophylaktische periinterventionelle Antibiotikagaben werden ohne eindeutige Evidenz kontrovers diskutiert und finden bevorzugt bei Notfall- und Traumaindikationen, insbesondere bei perforierenden Thoraxverletzungen, Anwendung.

Pleuraempyeme treten sowohl als fortgeleitete Infektionen der Weichteile durch die „Leitschiene Drainage" nach intrapleural auf als auch vermehrt nach unzureichender Evakuation traumatischer Hämothoraces mit Koagel- und Schwartenbildung (DuBose et al. 2012, Karmy-Jones et al. 2008). In diesen Fällen wird eine frühzeitige, in der Regel thorakoskopische Intervention zur Vermeidung eines Empyems empfohlen.

7.4.2 Lungenparenchymverletzungen

Die häufigste Organverletzung bei Thoraxdrainageanlagen stellt die Lungenparenchymverletzung dar (◘ Abb. 7.4a, b). Auch hier können die zugrundeliegenden Mechanismen vielfältig sein. Die Verwendung einer Trokardrainage sowie die unzureichende Führung der Drainage an der Innenseite der konvexen Thoraxwand haben Drainageeinführungen senkrecht zur Thoraxwand zur Folge (Maybauer et al. 2012). Neben Lungenparenchymverletzungen resultiert dies auch in insuffizienten, interlobären Drainageplatzierungen.

Postentzündliche oder postoperative Verklebungen der Pleurablätter können in der Regel durch eine suffiziente präinterventionelle Bildgebung (radiologische Übersichtsaufnahme, CT-Thorax) detektiert und bei Drainageanlage berücksichtigt werden.

Bei beatmeten Patienten tritt nach Eröffnung der parietalen Pleura keine Atelektase ein, und die Lunge

7.4 · Organspezifische Verletzungen

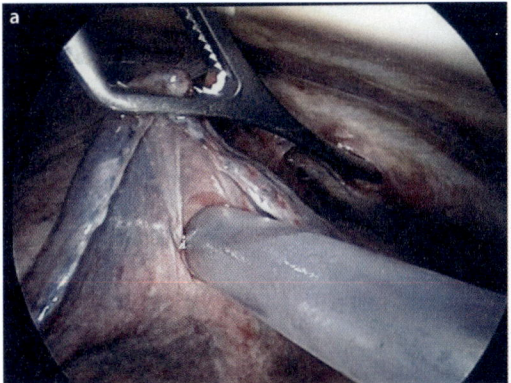
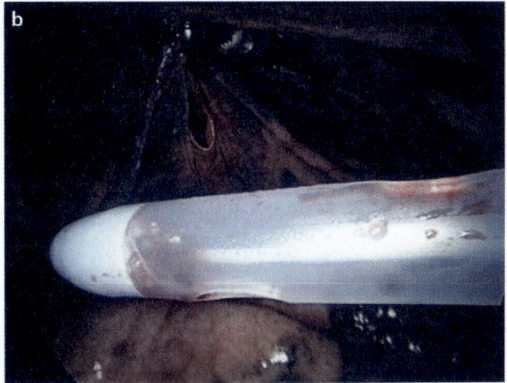
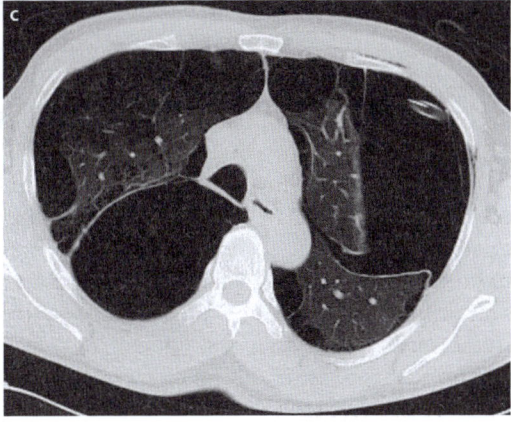

Abb. 7.4a–c Lungenparenchymverletzung: **a, b** intrapulmonale Trokardrainage, **c** Drainage in bullösem Lungenemphysem

weicht dem palpierenden Finger nicht aus, so dass Parenchymverletzungen begünstigt werden (Etoch et al. 1995). Dies kann durch zeitlich koordinierte kurze Beatmungspausen/Apnoephasen vermieden werden.

Eine besondere Gefahr beim beatmeten Patienten sowohl nach traumatischer Lungenperforation als auch nach intrapulmonaler Drainageplatzierung besteht in der Möglichkeit einer zentralen oder zerebralen Luftembolie (Brownlow u. Edibam 2002). Die mangelnde differenzialdiagnostische Erwägung dieser Komplikation sowie eine variable klinische Symptomatik mag die Inzidenz verschleiern.

Eine bronchopleurale Fistel kann sowohl Indikation als auch Folge einer Drainageanlage sein. Im Rahmen der Differenzialdiagnostik kommen CT, Bronchoskopie und Bronchografie zum Einsatz. Befundabhängig erfolgt die Therapie konservativ nach Neuanlage, durch endoskopische (endobronchiale Ventilimplantation, Fibrinkleber) oder operative Verfahren.

Sekundäre Lungenverletzungen können durch mangelnde Fixierung mit intrathorakaler Drainagebeweglichkeit oder durch exzessive Sogapplikation verursacht werden (Resnick 1993).

Eine Besonderheit der iatrogenen Lungenverletzung ist die Fehlinterpretation eines bullösen Lungenemphysems als Pneumothorax (radiologische Diagnostik z. B. bei Infektexazerbation) mit nachfolgender intrabullärer Drainageanlage (Abb. 7.4c). Im Fall diagnostischer Zweifel wird aus diesem Grunde eine erweiterte Bildgebung durch Computertomografie empfohlen.

> Die Fehlinterpretation eines großbullösen Emphysems als Pneumothorax kann zu lang anhaltendenden Parenchymleckagen führen,

die nicht selten einer operativen Revision bedürfen. Im Zweifel sollte daher vor einer Drainageeinlage eine Computertomografie durchgeführt werden.

Lungenverletzungen bleiben häufig okkult und demarkieren sich erst durch hohe Fistelvolumina oder unzureichende Drainagewirkung. Zur Vermeidung von (Spannungs-)Pneumothoraces oder ausgedehnten Hautemphysemen sollte vor Entfernung der fehlplatzierten Drainage erst eine Drainageneuanlage stattfinden. Die weitere Therapie erfolgt befund- und verlaufsabhängig konservativ oder durch operativen Verschluss der Parenchymläsionen, z. B. durch thorakoskopische Intervention.

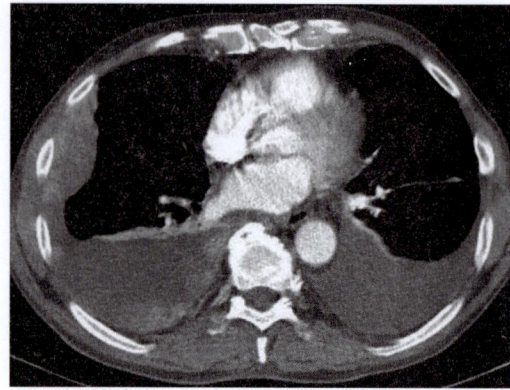

Abb. 7.5 Erguss bei Pleuratumoren

7.4.3 Pleurale Blutung

Bei malignen Pleuraergüssen auf der Grundlage eines malignen Pleuramesothelioms oder diffuser großknotiger Pleuratumoren besteht die Gefahr einer Blutung aus der Pleura mit konsekutivem Hämothorax (Abb. 7.5), der den Patienten klinisch deutlich mehr als der initiale Pleuraerguss kompromittieren und auch vital bedrohen kann. Hier wird eine sonografische Zugangskontrolle zur Vermeidung einer transtumorösen Drainageplatzierung empfohlen. Eine solcherart ausgelöste Blutung kann eine Notfall-Thorakotomie mit palliativer Pleurektomie oder „Tuch-Packing" zur Blutstillung indizieren.

7.4.4 Herz-/Gefäßverletzungen

Voroperation (z. B. Pneumonektomie) (Kopec u. Conlan 1998), Unfälle (instabile Thoraxwand bei Rippenserienfrakturen), Thoraxdeformitäten (Kyphoskoliosen), Herzhypertrophie (Kerger et al. 2007), Notfallsituationen und die Verwendung von Trokardrainagen sind prädisponierende Faktoren für die Verletzungen des Herzens oder zentraler Pulmonalgefäße. Der unmittelbare, starke, kontinuierliche und ggf. pulssynchrone Blutstrom sowie ein entsprechender Blutdruckabfall sind wegweisend. Eine sofortige Abklemmung der in situ belassenen Drainage verhindert eine letale Hämorrhagie.

Eine chirurgische Intervention wird die Regel sein (Goltz et al. 2010, Kim et al. 2013). Im Falle einer nichtreparablen Läsion der Pulmonalarterie kann eine Pneumonektomie erforderlich werden. Ein konservatives Vorgehen bei Verletzung einer Pulmonalarterie durch sequenziellen Drainagerückzug über mehrere Tage und konsekutiver Koagelverschluss wurde beschrieben (Sundaramurthy et al. 2009); dennoch wird dieses Verfahren aufgrund der induzierten Lungenarterienembolie mit folgender kardialer Belastung und der unsicheren Gerinnungskontrolle nicht empfohlen.

7.4.5 Ösophagusverletzungen

Verletzungen des Ösophagus sind selten. Neben primären Läsionen bei regelhafter Anatomie, verschiedenen ösophagealen Pathologien sowie nach Ösophagusperforationen sind Arrosionsverletzungen bei (para-)mediastinaler Drainagelage beschrieben. Wegweisend sind Speichel- oder Speisebestandteile im Drainagesekret sowie neu auftretende Luftleckagen. Die mittels Computertomografie, Kontrastmittelbreischluck und Ösophagoskopie erhobenen Befunde bestimmen die in aller Regel chirurgische Therapie durch Primärnaht mit und ohne Gewebsdeckung, Stentversorgung mit und ohne operative Therapie, Drainagebehandlung oder Resektion.

7.4.6 Chylothorax

Der sehr variabel paraösophageal und paraaortal verlaufende Ductus thoracicus offenbart Läsionen durch milchiges Drainagesekret mit pathognomonischer

Zusammensetzung (unter anderem Triglyzeride über 110 mg/dl) (Limsukon et al. 2011).

Parenterale Ernährung, ggf. Limitation auf mittelkettige Fettsäuren, führt in der Regel zur Verklebung einer Läsion und Sistieren des Chylothorax. Therapieoptionen sind weiterhin eine thorakoskopische oder laparoskopische Ductus-Ligatur, eine Mediastinalbestrahlung oder eine lymphangiographische Embolisierung.

7.4.7 Mechanische thorakale Irritationen

Auch bei korrekter Lage im Pleuraspalt sind klinisch relevante Komplikationen von Drainagen möglich.

Vor allem kindliche Aorten, Herzkammern oder Koronargefäße können eine hämodynamisch relevante Kompression erfahren, jedoch auch bei Erwachsenen kann ein kardiogener Schock ausgelöst werden (Iaci et al. 2011, Kollef u. Dothager 1991, Sulimovic u. Noyez 2006), der durch Drainagerückzug zu therapieren ist.

Die Kompression eines Koronarbypasses durch eine liegende Drainage kompromittiert den postoperativen Erfolg (Svedjeholm u. Hakanson 1997).

Neben Hämatombildungen im Mediastinum und perikardial mit sekundären Auswirkungen sind Arrosionsverletzungen durch Thoraxdrainagen für Lungengewebe, Ösophagus und Aorta beschrieben und müssen bei unklaren Verläufen in differenzialdiagnostische Überlegungen einbezogen werden (Baird et al. 2009, Shapira et al. 1993, Yen et al. 2010).

Drainagebedingte Herzrhythmusstörungen erfordern vor allem die differenzialdiagnostischen Fähigkeiten des Therapeuten, da medikamentöse Ansätze erfolglos bleiben. Neben Asystolie und Bradyarrhythmie durch Affektion des N. vagus (Ward u. Hughes 1994) sind medikamentös therapierefraktäre tachyarrhythmische Störungen im engen zeitlichen Zusammenhang mit Drainageanlagen durch vermeintliche Irritation des Perikards bzw. Druck auf die Herzkammern beschrieben, welche allein durch Drainageentfernung remittierten (Barak et al. 2003, Cardozo u. Belgrave 2014, Hibbert et al. 2010).

Eine Platzierung der Thoraxdrainagespitze in der Thoraxapex kann bei Kindern und Erwachsenen durch Druck auf den Grenzstrang ein Horner-Syndrom mit dem typischem Symptomenkomplex Miosis, Ptosis und Enophthalmus auslösen. Die Ausprägung und Dauer der Symptomatik hängen von der Drainagelokalisation und der Latenzzeit bis zur Repositionierung ab (Baird et al. 2009).

Irritationen des N. phrenicus mit konsekutivem Zwerchfellhochstand werden in den insgesamt seltenen Fällen vorwiegend bei pädiatrischen Patienten beschrieben (Nahum et al. 2001). Als indirekte Zeichen können klinisch eine respiratorische Einschränkung oder radiologisch ein neu aufgetretenes Chilaiditi-Syndrom evident werden (Salon 1995).

7.4.8 Verletzung von Abdominalorganen

Die Zwerchfellkuppen reichen endexspiratorisch linksseitig bis auf Höhe des 5., rechtseitig bis auf Höhe des 4. ICR. Um Verletzungen derselben zu vermeiden, wird die Drainageanlage allgemein – und vor allem in Notfallsituationen mit eingeschränkten diagnostischen Möglichkeiten – nicht unterhalb des 4. ICR empfohlen. Dieser findet sich in etwa in Mamillenhöhe bei Männern und ca. einen ICR oberhalb der Submammärfalte bei Frauen.

> Die Zwerchfellkuppen können am Ende der Exspiration bis zum 4. (links) bzw. 5. (rechts) Interkostalraum reichen. Daher sollte insbesondere in Notfallsituationen nicht kaudal des 4. Interkostalraumes mit einer Thoraxdrainage eingegangen werden.

Allerdings können postoperative oder traumatische Läsionen des N. phrenicus, Aszites, Schwangerschaft, Adipositas oder intraabdominelle Tumoren auch zu noch höheren Zwerchfellständen führen.

Verletzungen des Zwerchfells können vital bedrohliche Blutungen nach thorakal oder abdominell auslösen, jedoch zunächst asymptomatisch bleiben. Bei klinischer Verschlechterung von Patienten nach Drainageentfernung ist eine vorherige Tamponadewirkung in Betracht zu ziehen.

Verletzungen von Magen oder Darm werden durch Zwerchfellhochstände, aber auch durch Verwendung von Trokardrainagen begünstigt. Insbesondere bei Traumapatienten sollte die Möglichkeit einer

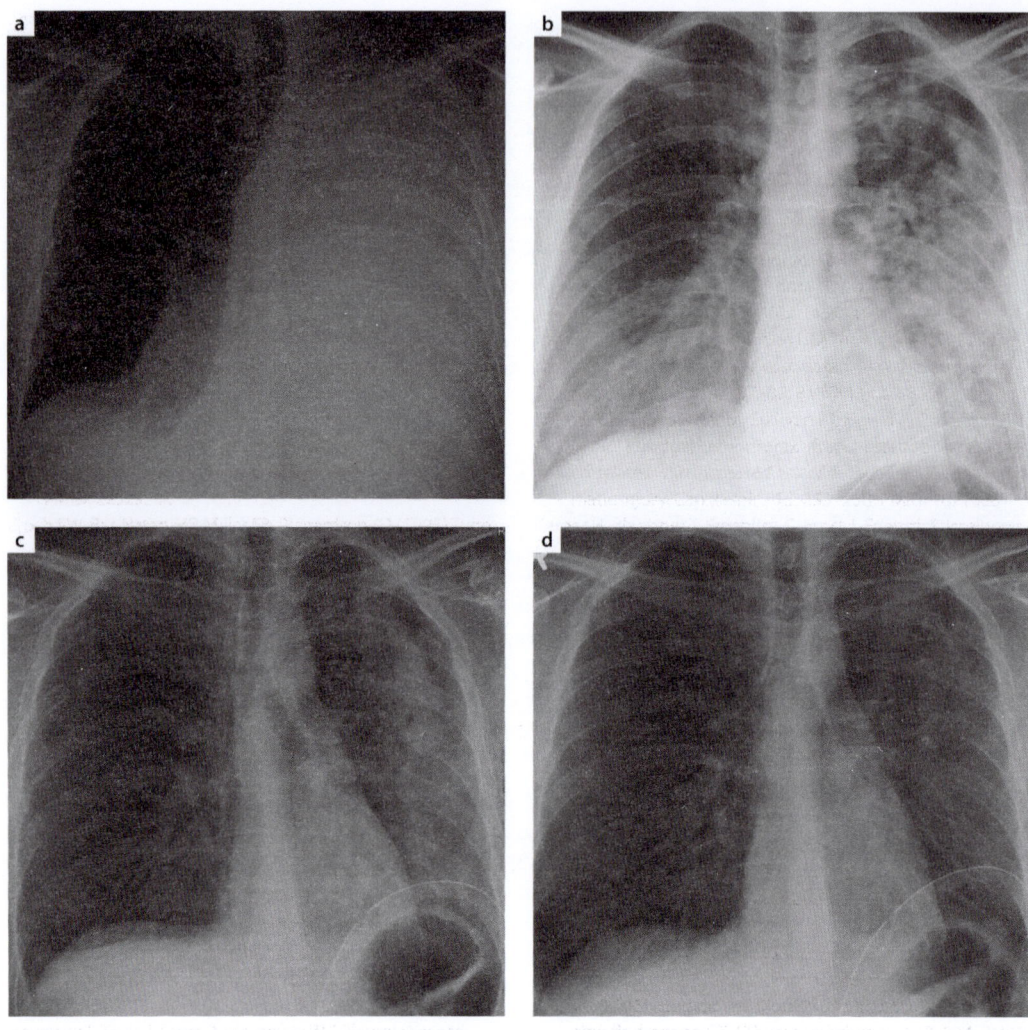

Abb. 7.6a–d Reexpansionsödem: Entwicklung und Remission

traumatischen Zwerchfellruptur und Hernierung bedacht werden. Radiologisch können Gastro- oder Enterothorax das Bild eines subpulmonalen (Spannungs-)Pneumothorax imitieren und zu inadäquaten therapeutischen Maßnahmen verleiten, insbesondere bei akuter klinischer Symptomatik im Sinne respiratorischer Insuffizienz oder eines Schockgeschehens. Eine Hohlorganperforation erfordert immer eine chirurgische Revision.

Intrahepatische oder intralienale Drainageplatzierungen sind ebenfalls seltene Komplikationen einer trans- oder subdiaphragmalen Drainageanlage.

Die klinische Symptomatik reicht von Inapparenz bis zu akuter, vital bedrohlicher Blutung mit entsprechender diagnostischer Sicherung im Rahmen einer Verlaufs- oder Notfalldiagnostik (Bae 2015).

Die therapeutischen Optionen umfassen entsprechend dem Ausmaß der Verletzung die einfache Drainageentfernung unter Kontrolldiagnostik, perkutane Interventionen (z. B. hepatische Embolisierung) (Tait et al. 2009) sowie die (Notfall-) Laparotomie, insbesondere bei Notwendigkeit des Ausschlusses weiterer intraabdomineller Verletzungen.

7.4.9 Reexpansionsödem

Das Reexpansionsödem (◘ Abb. 7.6) stellt eine relativ seltene, aber potenziell lebensbedrohliche Komplikation der Wiederausdehnung der Lunge nach Pneumothorax- oder Pleuraergussentlastung dar. Die Inzidenz wird in einzelnen Serien jedoch auch mit bis zu 20 % angegeben.

Die Pathophysiologie ist letztlich nicht geklärt. Erhöhte Endothelpermeabilität und alveoläre Kapillarschäden mit konsekutiver Exsudation scheinen einer multifaktoriellen Kombination aus Lungengewebskompression, mechanischen Kräften bei Reexpansion, hypoxischer Radikalfreisetzung und immunologischen Abläufen zu folgen.

Als Risikofaktoren gelten ein Patientenalter unter 40 Jahre, eine Lungenkompression von über 30 % bzw. Spannungspneumothorax, eine länger als 3 Tage bestehende Kompressionsdauer sowie rasche Reexpansion mit hoch-negativem pleuralen Druck. Eine Ergussentlastung unter pleuralem Druckmonitoring mit Drücken oberhalb $-20\,cmH_2O$ konnte eine signifikante Risikominimierung erreichen. Aus Gründen der Praktikabilität wird in Konsensus-Leitlinien die fraktionierte Ergussentlastung von Portionen <1.500 ml empfohlen (Havelock et al. 2010, Maskell et al. 2003).

Klinische Symptome sind Husten, Dyspnoe, thorakale Schmerzen, Tachykardie und Hypoxie sowie radiologische Transparenzminderung in der Regel innerhalb von 1–2 h, aber auch mit einer Latenz von bis zu 2 Tagen.

Die Therapie reicht befundabhängig von engmaschiger Überwachung, Sauerstoffgabe, Seitenlagerung mit der betroffenen Seite oben, diuretischer Therapie bis zur (seitengetrennten) Beatmung und hämodynamischer Medikation. Die Gabe von NSAR und Glukokortikoiden ist etabliert, aber nicht evidenzbasiert (Cho et al. 2005, Feller-Kopmann et al. 2007).

> Ein Reexpansionsödem tritt in der Regel innerhalb der ersten 1–2 h nach Wiederentfaltung der Lunge auf. Risikofaktoren für die Entstehung eines Reexpansionsödems sind: Alter <40 Jahre, Lungenkompression über 30 %, Spannungspneumothorax, Bestehen der Pathologie mehr als 3 Tage und rasche Dekompression.

7.5 Befundkontrolle

In Abhängigkeit vom zugrundeliegenden pathologischen Befund, der klinischen Symptomatik des Patienten sowie des Verlaufes der Interventionsdurchführung ist eine Kontrolle durch radiologische und/oder sonografische Bildgebung empfehlenswert. Bei inkonklusiven Befunden wird eine Schnittbildgebung zur Detektion von Komplikationen sowie zur Feststellung ineffektiver Interventionen mit therapiebedürftigen Residualbefunden empfohlen (Cameron et al. 1997, Landay et al. 2006, Remérand et al. 2007).

Literatur

Bae JM (2015) Life Threatening Hemoperitoneum and Liver Injury as a Result of Chest Tube Thoracostomy. Clinical Medicine Insights: Case Reports 8: 15–17, PMID: 25780345. DOI: 10.4137/CCRep.S23139

Baird R, Al-Balushi Z, Wackett J, Bouchard S (2009) Iatrogenic Horner syndrome after tube thoracostomy. J Pediatr Surg 44: 2012–2014, PMID: 19853764, DOI: 10.1016/j.jpedsurg.2009.05.022

Ball CG, Lord J, Laupland KB, Gmora S, Mulloy RH, Ng AK, Schieman C, Kirkpatrick AW (2007) Chest tube complications: how well are we training our residents? Can J Surg 50: 450–458, PMID: 18053373, PMCID: PMC2386217

Barak M, Iaroshevski D, Ziser A (2003) Rapid atrial fibrillation following tube thoracostomy insertion. Eur J Cardiothorac 24: 461–462, PMID: 12965324

Brownlow HA, Edibam C (2002) Systemic air embolism after intercostal chest drain insertion and positive pressure ventilation in chest trauma. Anaesth Intensive Care 30: 660–664, PMID: 12413269

Cameron EW, Mirvis SE, Shanmuganathan K, White CS, Miller BH (1997) Computed tomography of malpositioned thoracostomy drains: a pictorial essay. Clin Radiol 52: 187–193, PMID: 9091252

Cardozo S, Belgrave K (2014) A shocking complication of a pneumothorax: chest tube-induced arrhythmias and review of the literature. Case Rep Cardiol 2014: 681572, PMID: 25147742, PMCID: PMC4131458. DOI: 10.1155/2014/681572

Chan L, Reilly KM, Henderson C, Kahn F, Salluzzo RF (1997) Complication rates of tube thoracostomy. Am J Emerg Med 15: 368–370, PMID: 9217527

Chen YM, Wu MF, Lee PY, Su WJ, Perng RP (1992) Necrotizing fasciitis: is it a fatal complication of tube thoracostomy?–Report of three cases. Respir Med 86: 249–251, PMID: 1620913

Cho SR, Lee JS, Kim MS (2005) New treatment method for reexpansion pulmonary edema: differential lung ventilation. Ann Thorac Surg 80: 1933–1934, PMID: 16242493

Da Rocha RP, Vengjer A, Blanco A, de Carvalho PT, Mongon ML, Fernandes GJ (2002) Size of the collateral intercostal artery in adults: anatomical considerations in relation to thoracocentesis and thoracoscopy. Surg Radiol Anat 24: 23–26, PMID: 12197006

DuBose J, Inaba K, Okoye O, Demetriades D, Scalea T, O'Connor J, Menaker J, Morales C, Shiflett T, Brown C, Copwood B; AAST Retained Hemothorax Study Group (2012) Development of posttraumatic empyema in patients with retained hemothorax: results of a prospective, observational AAST study. J Trauma Acute Care Surg 73: 752–757, PMID: 22929504

Etoch SW, Bar-Natan MF, Miller FB, Richardson JD (1995) Tube thoracostomy. Factors related to complications. Arch Surg 130: 521–525; discussion 525–526, PMID: 7748091

Feller-Kopman D, Berkowitz D, Boiselle P, Ernst A (2007) Large-volume thoracentesis and the risk of reexpansion pulmonary edema. Ann Thorac Surg 84: 1656–1661, PMID: 17954079

Goltz JP, Gorski A, Böhler J, Kickuth R, Hahn D, Ritter CO (2011) Iatrogenic perforation of the left heart during placement of a chest drain. Diagn Interv Radiol 17: 229–231. DOI: 10.4261/1305-3825.DIR.3131-09.0, PMID: 20683819

Harris A, O'Driscoll BR, Turkington PM (2011) Survey of major complications of intercostal chest drain insertion in the UK. Postgrad Med J 86: 68–72. DOI: 10.1136/pgmj.2009.087759, PMID: 20145053

Hassan WU, Keaney NP (1995) Winging of the scapula: an unusual complication of chest tube placement. J Accid Emerg Med 12: 156–157, PMID: 7582419, PMCID: PMC1342561

Havelock T, Teoh R, Laws D, Gleeson F; BTS Pleural Disease Guideline Group (2010) Pleural procedures and thoracic ultrasound: British Thoracic Society Pleural Disease Guideline 2010. Thorax 65 (Suppl 2): ii61–76. DOI: 10.1136/thx.2010.137026, PMID: 20696688

Heifetz SA, Zeichner MB, Minkowitz S (1975) Sudden death from ruptured intercostal artery aneurysm. A late complication of thoracotomy. Arch Surg 110: 1253–1254, PMID: 1191

Hibbert B, Lim TW, Hibbert R, Green M, Gollob MH, Davis DR (2010) Ventricular tachycardia following tube thoracotomy. Europace 12: 1504–1506. DOI: 10.1093/europace/euq172, PMID: 20525725

Hsu SP, Wang HC, Huang IT, Chu KA, Chang HC (2006) Tube thoracostomy-related necrotizing fasciitis: a case report. Kaohsiung J Med Sci 22: 636–640, PMID: 17116526

Iaci G, Castiglioni A, Fumero A, Carlino M, Margonato A, Alfieri O (2011) Resolution of an acute cardiac ischemia after the removal of a surgical drain in mitral and tricuspid valve repair. Ann Thorac Surg 91: e94. DOI: 10.1016/j.athoracsur.2011.03.018, PMID: 21619958

Jeon EY, Cho YK, Yoon DY, Seo YL, Lim KJ, Yun EJ (2015) Angiographic analysis of the lateral intercostal artery perforator of the posterior intercostal artery: anatomic variation and clinical significance. Diagnostic and Interventional Radiology 21: 415–418. DOI: 10.5152/dir.2015.15096, PMID: 26268302

John M, Razi S, Sainathan S, Stavropoulos C (2014) Is the trocar technique for tube thoracostomy safe in the current era? Interact Cardiovasc Thorac Surg 19: 125–128. DOI: 10.1093/icvts/ivu071, PMID: 24648468

Jones PM, Hewer RD, Wolfenden HD, Thomas PS (2001) Subcutaneous emphysema associated with chest tube drainage. Respirology 6: 87–89, PMID: 11422886

Karmy-Jones R, Holevar M, Sullivan RJ, Fleisig A, Jurkovich GJ (2008) Residual hemothorax after chest tube placement correlates with increased risk of empyema following traumatic injury. Can Respir J 15: 255–258, PMID: 18716687

Kerger H, Blaettner T, Froehlich C, Ernst J, Frietsch T, Isselhorst C, Nguyen AK, Volz A, Fiedler F, Genzwuerker HV (2007) Perforation of the left atrium by a chest tube in a patient with cardiomegaly: management of a rare, but life-threatening complication. Resuscitation 74: 178–182, PMID: 17303305

Kim D, Lim SH, Seo PW (2013) Iatrogenic Perforation of the Left Ventricle during Insertion of a Chest Drain. Korean J Thorac Cardiovasc Surg 46: 223–225. DOI: 10.5090/kjtcs.2013.46.3.223, PMID: 23772413

Kollef MH, Dothager DW (1991) Reversible cardiogenic shock due to chest tube compression of the right ventricle. Chest 99: 976–980, PMID: 2009805

Kopec SE, Conlan AA, Irwin RS (1998) Perforation of the right ventricle: a complication of blind placement of a chest tube into the postpneumonectomy space. Chest 114: 1213–1215, PMID: 9792599

Landay M, Oliver Q, Estrera A, Friese R, Boonswang N, DiMaio JM (2006) Lung penetration by thoracostomy tubes: imaging findings on CT. J Thorac Imaging 21: 197–204, PMID: 16915064

Limsukon A, Yick D, Kamangar N (2011) Chylothorax: a rare complication of tube thoracostomy. J Emerg Med 40: 280–282. DOI: 10.1016/j.jemermed.2007.12.023, PMID: 18757158

Maskell NA, Butland RJ; Pleural Diseases Group, Standards of Care Committee, British Thoracic Society (2003) BTS guidelines for the investigation of a unilateral pleural effusion in adults. Thorax 58 (Suppl 2): ii8–17, PMID: 12728146

Maybauer MO, Geisser W, Wolff H, Maybauer DM (2012) Incidence and outcome of tube thoracostomy positioning in trauma patients. Prehosp Emerg Care 16: 237–241. DOI: 10.3109/10903127.2011.615975, PMID: 21967410

Millikan JS, Moore EE, Steiner E, Aragon GE, Van Way CW 3rd (1980) Complications of tube thoracostomy for acute trauma. Am J Surg 140: 738–741, PMID: 7457693

Muthuswamy P, Samuel J, Mizock B, Dunne P (1993) Recurrent massive bleeding from an intercostal artery aneurysm through an empyema chest tube. Chest 104: 637–639, PMID: 8339668

Nahum E, Ben-Ari J, Schonfeld T, Horev G (2001) Acute diaphragmatic paralysis caused by chest-tube trauma to phrenic nerve. Pediatr Radiol 31: 444–446, PMID: 11436893

Paul AO, Kirchhoff C, Kay MV, Hiebl A, Koerner M, Braunstein VA, Mutschler W, Kanz KG (2010) Malfunction of a Heimlich flutter valve causing tension pneumothorax: case report of a rare complication. Patient Saf Surg 4: 8. DOI: 10.1186/1754-9493-4-8, PMID: 20565768

Remérand F, Luce V, Badachi Y, Lu Q, Bouhemad B, Rouby JJ (2007) Incidence of chest tube malposition in the critically ill: a prospective computed tomography study. Anesthesiology 106: 1112–1119, PMID: 17525585

Resnick DK (1993) Delayed pulmonary perforation. A rare complication of tube thoracostomy. Chest 103: 311–313, PMID: 8417916

Rice DC, Agasthian T, Clay RP, Deschamps C (1995) Silicone thorax: a complication of tube thoracostomy in the presence of mammary implants. Ann Thorac Surg 60: 1417–1419, PMID: 8526644

Salon JE (1995) Reversible diaphragmatic eventration following chest tube thoracostomy. Ann Emerg Med 25: 556–558, PMID: 7710170

Schmidt U, Stalp M, Gerich T, Blauth M, Maull KI, Tscherne H (1998) Chest tube decompression of blunt chest injuries by physicians in the field: effectiveness and complications. J Trauma 44: 98–101, PMID: 9464755

Seki M, Yoda S (2015) Unexpected massive hemorrhage following the removal of a pleural drainage tube. Intern Med 54: 953–954. DOI: 10.2169/internalmedicine. 54. 3719, PMID: 25876579

Shapira OM, Aldea GS, Kupferschmid J, Shemin RJ (1993) Delayed perforation of the esophagus by a closed thoracostomy tube. Chest 104: 1897–1898, PMID: 8252980

Shojaee S, Argento AC (2014) Ultrasound-guided pleural access. Semin Respir Crit Care Med 35: 693–705. DOI: 10.1055/s-0034-1395794, PMID: 25463160

Sulimovic S, Noyez L (2006) Postoperative myocardial ischemia caused by compression of a coronary artery by chest tube. J Cardiovasc Surg (Torino) 47:371–372, PMID: 16760877

Sundaramurthy SR, Moshinsky RA, Smith JA (2009) Non-operative management of tube thoracostomy induced pulmonary artery injury. Interact Cardiovasc Thorac Surg 9: 759–760. DOI: 10.1510/icvts.2009.209262, PMID: 19648149

Svedjeholm R, Håkanson E (1997) Postoperative myocardial ischemia caused by chest tube compression of vein graft. Ann Thorac Surg 64: 1806–1808, PMID: 9436578

Tait P, Waheed U, Bell S (2009) Successful removal of malpositioned chest drain within the liver by embolization of the transhepatic track. Cardiovasc Intervent Radiol 32: 825–827. DOI: 10.1007/s00270-008-9461-y, PMID: 18972157

Ward EW, Hughes TE (1994) Sudden death following chest tube insertion: an unusual case of vagus nerve irritation. J Trauma 36: 258–259

Waydhas C, Sauerland S (2007) Pre-hospital pleural decompression and chest tube placement after blunt trauma: A systematic review. Resuscitation 72: 11–25, PMID: 17118508

Wraight WM, Tweedie DJ, Parkin IG (2005) Neurovascular anatomy and variation in the fourth, fifth, and sixth intercostal spaces in the mid-axillary line: a cadaveric study in respect of chest drain insertion. Clin Anat 18: 346–349, PMID: 15971216

Yen CC, Yang YS, Liu KY (2010) Aortic perforation caused by friction of a chest tube after coronary artery bypass surgery. Heart Surg Forum 13: E159–160. DOI: 10.1532/HSF98.20091165, PMID: 20534415

Yoneyama H, Arahata M, Temaru R, Ishizaka S, Minami S (2010) Evaluation of the risk of intercostal artery laceration during thoracentesis in elderly patients by using 3D-CT angiography. Intern Med 49: 289–292, PMID: 20154433

Pflege von Patienten mit einer Thoraxdrainage

F. Graeb

8.1 Monitoring und Umgang mit Thoraxdrainagen – 84
8.1.1 Beobachtung des Drainagesystems – 84
8.1.2 Beobachtungsparameter der Drainagetherapie – 85
8.1.3 Allgemeiner Umgang mit Thoraxdrainagesystemen – 86

8.2 Überwachung und Unterstützung des Patienten – 89
8.2.1 Schmerztherapie – 89
8.2.2 Mobilisierung und Physiotherapie – 91
8.2.3 Überwachung – 91
8.2.4 Psychische Situation – 91

8.3 Verbandswechsel – 92

Literatur – 93

© Springer-Verlag Berlin Heidelberg 2016
T. Kiefer (Hrsg.), *Thoraxdrainagen*,
DOI 10.1007/978-3-662-49740-1_8

Das Patientenklientel, das mit einer Thoraxdrainage behandelt wird, ist im selben Maße heterogen wie die dafür verwendeten Systeme. Neben dem individuell festzustellenden Unterstützungsbedarf der Betroffenen bei der Verrichtung ihrer alltäglichen Aktivitäten gilt es grundlegende Aspekte zu beachten, um eine effiziente und suffiziente Thoraxdrainagetherapie zu gewährleisten. Das bedeutet eine umfassende Patientenbeobachtung, vor allem hinsichtlich respiratorischer Komplikationen, Infektionszeichen und anderer drainage- oder krankheitsbedingter Komplikationen. Beobachtung und Dokumentation wesentlicher Merkmale der Drainagetherapie wie Luftfistel, Sekretion, Wundverhältnisse im Zuge des aseptischen Verbandswechsels und Sicherstellung der korrekten Anwendung des Drainagesystems bilden das Gerüst des pflegerischen Beitrags im multiprofessionellen Team.

8.1 Monitoring und Umgang mit Thoraxdrainagen

Das Monitoring erfasst alle Aspekte, die mit der Thoraxdrainage und dem Patientenbefinden zusammenhängen. Die Beobachtungen, die in diesem Zusammenhang gemacht werden, können eine wesentliche Basis für therapeutische Entscheidungen darstellen und sind daher in die täglichen Handlungsabläufe zu integrieren. Dementsprechend sinnvoll ist es erfahrungsgemäß, bei jedem Patientenkontakt das Gesamtbild ins Auge zu nehmen. Leitend hierfür können die Fragestellungen sein:
- Wie ist das Befinden des Patienten, und wie entwickelt es sich?
- Funktioniert das Drainagesystem, und tut es das, was es tun soll?
- Werden die ärztlichen Vorgaben umgesetzt, etwa der einzustellende „Unterdruck"?
- Wie entwickeln sich Sekretion und Luftleckage, und ergibt das Beobachtete einen Sinn?
- Treten plötzliche, nicht unmittelbar erklärbare Veränderungen auf?

Gravierende Veränderungen oder auftretende Komplikationen sind unmittelbar an den behandelnden Arzt weiterzugeben und zeitnah zu dokumentieren.

8.1.1 Beobachtung des Drainagesystems

Detaillierte Kenntnisse über den Aufbau und die Funktion des jeweils verwendeten Systems sind grundlegend. Ohne diese Kenntnisse kann weder deren korrekte Funktion gewährleistet, noch können etwaig auftretende Probleme und Komplikationen sicher beobachtet und vor allem behoben werden. Entsprechende Einweisungen sind regelmäßig durchzuführen, wobei auch Teilzeitkräfte und neue Mitarbeiter erreicht werden müssen.

Unabhängig davon, welches System verwendet wird, sollte stets geprüft werden:
- Ist der ärztlich angeordnete Druck auch am System eingestellt? Bei analogen Systemen, deren Sogregulierung über ein Manometer eingestellt wird, kann dieser auch unabsichtlich verstellt worden sein. Zudem kann er Schwankungen unterliegen, wenn der Patient eine Luftfistel hat. Vor allem bei größeren Luftfisteln ist ein Wandern der Manometernadel zu beobachten. Dass das System an die verwendete Sogquelle angeschlossen ist, gilt es ebenso zu prüfen.
- Bei elektronischen Systemen sollte auch stets geprüft werden, ob der eingestellte Druck den aktuellen ärztlichen Vorgaben entspricht. Eine unbeabsichtigte Veränderung ist in dem Fall jedoch eher unwahrscheinlich.
- Ist das verwendete System komplett und korrekt aufgebaut?
- Ist das System an die Thorax-Drainage-Katheter, sprich an den Patienten, angeschlossen? Vor allem bei analogen Systemen kann eine Diskonnektion vom System lange unbemerkt bleiben, so dass Luft in den Pleuraspalt gelangen und einen Pneumothorax verursachen kann. Zudem besteht die erhöhte Gefahr aufsteigender Infektionen, wenn die Drainage über einen längeren Zeitraum diskonnektiert sein sollte.
- Nur bei analogen Systemen: Haben das Wasserschloss und, wenn vorhanden, die Sogkammer noch einen ausreichenden Füllstand? Das beim Aufbau des Systems eingefüllte Wasser kann mit der Zeit verdunsten, insbesondere wenn eine größere Luftfistel besteht.

8.1.2 Beobachtungsparameter der Drainagetherapie

Die wichtigsten Parameter für die Entscheidungen im Zusammenhang mit der Thoraxdrainagetherapie bilden neben dem Röntgenbefund die Beobachtung der Sekretion und der Luftfistel. Diese stellen sich sehr unterschiedlich dar, je nach Grunderkrankung, Indikation für die Thoraxdrainage und dem spezifischen Therapieverlauf.

Pleurasekret

Bezüglich der Sekretion sind folgende Parameter ausschlaggebend:
- Menge,
- Aussehen, Farbe, Viskosität,
- ggf. Geruch,
- plötzliche Veränderungen (z. B. unerwartet wenig Sekret).

Treten plötzliche Veränderungen im Aussehen des Sekretes oder der Flüssigkeitsmenge auf, sollte diese Beobachtung zeitnah weitergegeben und geprüft werden. Welches Aussehen was bedeuten kann, ist in ◘ Tab. 8.1 aufgelistet. Wenn beispielsweise über mehrere Tage größere Mengen an Pleurasekret anfallen und dann, ohne ersichtlichen Grund und ohne Veränderung der Therapie, die Sekretion plötzlich stoppt, ist die Drainage möglicherweise verstopft. Dies gilt es zu überprüfen. Bei analogen Systemen bietet sich hierfür der sogenannte „Pendeltest" an: Im Drainageschlauch sollte sich eine geringe Menge Flüssigkeit befinden, die jedoch groß genug sein muss, um den Schlauch zu „verschließen", und nicht nur einen Spiegel bildet. Der Patient wird gebeten, tief ein- und auszuatmen. Pendelt diese Flüssigkeit nun aufgrund der durch die Atmung übertragenen intrapleuralen Druckdifferenzen hin und her, ist zumindest ein Teil der Drainage noch durchgängig. Geschieht dies nicht, ist das ein Hinweis auf eine Verstopfung der Thoraxdrainage. Ein sicheres Zeichen bietet dieses Vorgehen jedoch nicht. Elektronische Systeme verfügen über eine entsprechende Software-basierte Möglichkeit, diese atmungsbedingte Druckdifferenz grafisch darzustellen.

Wann eine Drainage – abhängig von der Sekretionsmenge – gezogen werden kann, handhaben die Kliniken sehr unterschiedlich. Generell wird dies von der Grunderkrankung und der Qualität des Sekretes mitbestimmt. So werden etwa Thoraxdrainagen bei einem Pleuraempyem erst nach dem Nachweis der Ausheilung gezogen. Handelt es sich jedoch um unbedenkliches Pleurasekret, gelten je nach Einrichtung bis zu 250 ml, 400 ml oder gar 450 ml Sekretion pro Tag als unbedenklich (Brunelli et al. 2010, Cerfolio et al. 2013, Sziklavari et al. 2015).

Bei Unsicherheiten bezüglich des Pleurasekretes ist eine Probeentnahme sinnvoll. Viele Systeme bieten hierfür eine Punktionsmöglichkeit an, entweder über eine Membran am Schlauch des Systems oder über eine Entnahmestelle an der Sekretkammer. Das Vorgehen entspricht im Wesentlichen der Probeentnahme bei einem Blasenkatheter: Die Entnahmestelle desinfizieren, mindestens 30 s einwirken lassen, anschließend mit einer geeigneten Kanüle die Probe steril entnehmen und in einem hierfür vorgesehenen Probegefäß ins Labor schicken. Bei Verdacht auf ein Pleuraempyem sind die entsprechenden

◘ **Tab. 8.1** Auffälligkeiten der Pleurasekretion. (Bölükbas et al. 2010, Eggeling 2015, Saraya et al. 2013, Sziklavari et al. 2015)

Beschreibung Sekret	Erklärung und mögliche Ursache
Serös, leicht gelblich	Normale Pleuraflüssigkeit
Eitrig, trüb, ggf. mit üblem Geruch	Pleurampyem, Infektion
Blutig	Hämatothorax: Gefäßverletzung z. B. der Interkostalarterie, Anastomoseninsuffizienz etc.
Weiß-milchig (selten)	Chylus, aufgrund Verletzung des Ductus thoracicus Sammlung von Lymphe in der Pleura
Schwarz (sehr selten)	U. a. bei bestimmten Pilzinfektionen, bei malignen Melanomen oder pankreatikopleuraler Fistel
Grün-bräunlich, dickflüssig, säuerlicher Geruch (sehr selten)	Fistel zwischen Pleura und Ösophagus, mit Rückfluss von Magen und Dünndarminhalt

mikrobiologischen Untersuchungen durchzuführen. Milchiges Sekret, das auf einen Chylothorax hinweist, erfordert hingegen zusätzlich die Testung auf Triglyzeride (Bölükbas et al. 2010).

Luftfistel

Luftfistel oder Luftleckage bezeichnet den Austritt von Luft über das Lungenparenchym oder einen Bronchus. Sichtbar wird dieser Luftaustritt als ein „Blubbern" im Wasserschloss analoger Systeme oder als konkreter numerischer Wert bei elektronischen Geräten. Das Auftreten und der Verlauf einer solchen Luftfistel müssen beobachtet und dokumentiert werden. Eine Luftfistel kann erfahrungsgemäß über den Tag stark schwanken. In manchen Fällen tritt sie lageabhängig auf, sie ist etwa bei aufrechter Körperhaltung oder bei Bewegung stärker ausgeprägt als im Liegen. Plötzliche Veränderungen, wie das Neuauftreten einer Luftfistel oder auch das plötzliche Sistieren dieser Fistel müssen zeitnah weitergegeben werden. Da das Auftreten oder Persistieren einer Luftfistel das Ziehen einer Thoraxdrainage unmöglich macht, muss sichergestellt werden, dass diese Beobachtungen korrekt und nicht auf Probleme mit dem System zurückzuführen sind. So ist grundsätzlich bei stark ausgeprägten, unerwartet ausbleibenden oder im Verlauf plötzlich auftretenden Luftfisteln das System auf Undichtigkeiten zu überprüfen.

8.1.3 Allgemeiner Umgang mit Thoraxdrainagesystemen

Das System sollte so platziert werden, dass wesentliche Komponenten wie die Sekretkammer und das Manometer bzw. die Sogkammer gut sichtbar sind. So können sie bei jedem Patientenkontakt ohne großen Aufwand überprüft werden. Ferner sollte einem versehentlichen Umstoßen durch eine sinnvolle Platzierung vorgebeugt werden. Bei den meisten analogen Systemen ist darauf zu achten, dass sie unterhalb des Thorax angebracht oder aufgestellt werden. Nur so kann ein Abfließen des Sekretes gewährleistet werden. Elektronische Systeme sind mit einem Doppelschlauch ausgestattet, so dass die Positionierung hier unerheblich ist.

Siphoneffekt

Der vom Patienten abgehende Drainageschlauch sollte stets so platziert werden, dass der sogenannte Siphoneffekt vermieden wird: Sammelt sich in einer durchhängenden Schlaufe Sekret, so hat das zur Folge, dass der am Manometer oder an der Sogkammer eingestellte Druck nicht beim Patienten ankommt. Die Sogstärke, die effektiv noch im Pleuraspalt anliegt, reduziert sich nämlich um die Höhendifferenz der entstandenen Flüssigkeitssäule. Je höher dieser Siphon ist, desto mehr Druck geht „verloren". Wenn der eingestellte Sog beispielsweise −20 cmH$_2$O entspricht, im Schlauch sich jedoch ein Siphon von 20 cm Länge aufgestaut hat, liegt somit effektiv kein Sog mehr an. Es ist daher darauf zu achten, diesem Problem durch eine entsprechende Platzierung des Drainageschlauches vorzubeugen und bei jedem Patientenkontakt einen entstandenen Siphon durch Entleeren zu beseitigen. Dieser Effekt tritt ausschließlich bei herkömmlichen, analogen Systemen ohne regulierte Sogquelle auf. Bei Systemen mit einem regulierten, also aktiv gesteuerten und über ein Doppelschlauchsystem überwachten Unterdruck wird dieses Problematik von vornherein ausgeschlossen (Kiefer 2013).

Mobilisierung und Transport

Erfahrungsgemäß stellt die Mobilisierung des Patienten häufig ein praktisches Problem dar. Grund hierfür sind meist die durch das System bedingten Einschränkungen, was beispielsweise den Anschluss an die Sogquelle betrifft. Soll der Patient das Bett verlassen oder gar zu diagnostischen Zwecken transportiert werden, muss das System häufig vom Sog getrennt werden, da es oftmals über ein Zentralvakuum mit Wandanschluss und Druckwandler betrieben wird. Auf gar keinen Fall darf die Thoraxdrainage zu diesem Zwecke abgeklemmt werden! Diese Praxis ist noch recht weit verbreitet, bietet jedoch keinerlei Vorteile, sondern lediglich die Gefahr eines u. U. gefährlichen (Spannungs-)Pneumothorax, wenn bei einem Patienten mit Luftfistel die Luft nicht mehr über das System austreten kann. Wird das System von der Sogquelle getrennt und es besteht eine Luftfistel, kann die Lunge durchaus kollabieren. Dies ist jedoch durch das erneute Anschließen an die Sogquelle im Normalfall leicht zu beheben und gefährdet den Patienten nicht annähernd so wie ein durch das Abklemmen der Drainage möglicher (Spannungs-)Pneumothorax. Dieser wäre potenziell lebensbedrohlich. Ein Abklemmen ist daher nur kurzzeitig – etwa beim Wechsel des Drainagesystems – sinnvoll.

> **Thoraxdrainagen dürfen niemals für den Patiententransport abgeklemmt werden!**

Generell ist bei der Mobilisierung und dem Transport des Patienten Folgendes zu beachten:
- Ausreichende Abdeckung mit Schmerzmitteln: Vor allem bei Bewegung können Thoraxdrainagen aufgrund einer Reizung der entsprechenden Interkostalnerven erhebliche Schmerzen verursachen (Refai et al. 2012). Ein regelmäßiges Schmerzassessment, etwa anhand der numerischen Rangskala (NRS), und eine daran angepasste Schmerztherapie sind daher dringend erforderlich.
- Stolperfallen: Manche Thoraxdrainagesysteme verfügen über einen sehr langen Sekretschlauch, der häufig zur Stolperfalle werden kann. Auch der Anschlussschlauch zur Sogquelle birgt eine hohe Unfallgefahr. Eine entsprechende Unterstützung und Aufklärung durch die Pflegenden ist daher erforderlich.
- Sollte die Aufrechterhaltung eines Soges bei längerer Mobilisierung oder ausgedehntem Transport des Patienten erforderlich sein, so muss das Drainagesystem an eine portable Sogquelle angeschlossen werden. Alle analogen Systeme können grundsätzlich auch über eine elektronisch betriebene Sogquelle mit einem Unterdruck versorgt werden.
- Bereitstellung weiterer Hilfsmittel, sofern dies notwendig ist: beispielsweise ein Gehwaagen oder transportabler Sauerstoff.
- Beim ersten Aufstehen muss der Patient bedarfsgerecht unterstützt und angeleitet werden.
- Der Patient ist darüber aufzuklären, dass er sich bei Problemen, wie etwa eine auftretende oder sich verstärkende Dyspnoe oder Diskonnektion des Drainagesystems, unmittelbar beim Pflegepersonal melden muss.

> **Eine Thoraxdrainage ist kein Grund, auf die notwendige Mobilisierung zu verzichten!**

Systemwechsel und Sicherung der Konnektion

Ein Systemwechsel wird in erster Linie dann notwendig, wenn der Sekretbehälter voll ist oder das System beschädigt wurde. Das verwendete System sollte dann entsprechend den jeweiligen Vorgaben aufgebaut werden. Wasserschloss und Sogkammer werden mit der vorgegebenen sterilen Wassermenge befüllt, wenn das verwendete System über ein Wasserschloss verfügt. Anschließend wird die Thoraxdrainage nur kurzzeitig abgeklemmt, das alte System entfernt und das neue angeschlossen. Auf eine hygienische Vorgehensweise ist hierbei zu achten. Eine Kontamination der Konnektionsstellen muss vermieden werden.

Häufig wird die Konnektionsstelle mit Pflastern oder Kabelbindern gesichert. Ziel ist es, so eine Diskonnektion von System und Thoraxdrainage zu verhindern. Die Verwendung von Pflaster kann jedoch nicht empfohlen werden, da sich zum einen die Drainage unter dem Pflaster unbemerkt dennoch diskonnektiert haben könnte. Zum anderen wird hierdurch vor allem der Systemwechsel sehr erschwert. Letzteres trifft auch auf die Verwendung eines Kabelbinders zu. Wenn dieser mit einem speziellen Werkzeug fest angezogen wird, verhindert dies zwar sehr zuverlässig eine Diskonnektion. Ein Systemwechsel wird aber so fast unmöglich gemacht. Ein Aufschneiden des Kabelbinders stellt sich als recht mühsam heraus, und es besteht die Gefahr, die Thoraxdrainage zu beschädigen. Wenn der Patient bei einer solchermaßen gesicherten Drainagekonnektion etwa unabsichtlich auf den Schlauch tritt, könnte auf diese Weise zwar eine Diskonnektion vermieden werden. Dann besteht jedoch die erhöhte Gefahr, dass stattdessen die gesamte Drainage herausgezogen wird. In dem Fall wäre wohl eine diskonnektierte Drainage weniger dramatisch als die unabsichtlich gezogene Drainage. So kann auch der Kabelbinder nicht wirklich empfohlen werden.

Sinnvoller ist es, spezielle „Zügel" für Drainagen zu verwenden. Es existieren verschiedene Fixierungssysteme, wie etwa von Secutape® (Abb. 8.1) oder Tubimed®, mit denen Thoraxdrainagen unterhalb der Konnektionsstelle gesichert werden können.

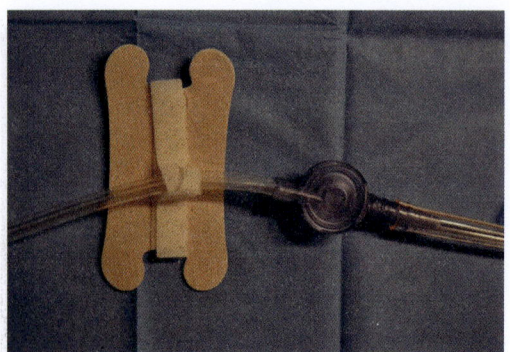

Abb. 8.1 Beispiel eines Fixiersystems für Drainagen. (Mit freundlicher Genehmigung der Fa. TechniMed AG)

Häufig bestehen sie aus einer Basisplatte, die auf der Patientenhaut angebracht wird, und einem Fixierbändchen, das auf den Schlauch geklebt und mithilfe eines Klettverschlusses auf der Basisplatte fixiert wird. So kann einer Diskonnektion vorgebeugt werden, ohne gleichzeitig das Risiko für ein unbeabsichtigtes Ziehen der Drainage zu erhöhen.

Rollern und Melken

Mit „Melken" ist meist ein Drücken und Massieren des Drainageschlauches gemeint. „Rollern" bedeutet ein „Strippen" des Drainageschlauches mit speziellen Klemmen, die über kleine Rollen verfügen. Sie werden am Drainageschlauch oder direkt an der Thoraxdrainage angesetzt und am Schlauch entlanggezogen, der Schlauch somit „gestrippt". Lange Zeit wurde diese Maßnahme grundsätzlich, prophylaktisch und regelmäßig durchgeführt, um einer Okklusion vorzubeugen. Hierbei wird jedoch ein unkontrollierter Unterdruck von bis zu −400 cmH$_2$O erzeugt. Diverse Studien haben gezeigt, dass diese prophylaktischen Maßnahmen keinen Effekt auf die Wahrscheinlichkeit einer Okklusion der Drainage hatten. Okklusionen traten mit oder ohne diese prophylaktische Maßnahme gleich häufig auf. Lediglich die Sekretproduktion wurde durch den extrem hohen Unterdruck verstärkt, was potenziell eine länger andauernde Drainagetherapie nach sich ziehen kann. Verletzungen an der Pleura aufgrund des hohen Unterdrucks – vor allem beim Rollern/Strippen – wurden nicht nachgewiesen, konnten aber auch nicht ausgeschlossen werden. Ein routinemäßiges, prophylaktisches Melken und Rollern ist daher obsolet und kann nicht empfohlen werden. Besteht jedoch der dringende Verdacht auf eine Okklusion der Thoraxdrainage, etwa bei plötzlich ausbleibendem Sekretfluss oder unerwartet sistierender Luftfistel, oder besteht eine sichtbare Verlegung, kann gerollert oder gemolken werden (Dango et al. 2010, Halm 2007).

Dichtigkeitsprüfung

Generell können bei jedem Drainagesystem aufgrund von unsachgemäßem Gebrauch, Beschädigung oder – in seltenen Fällen – durch Produktionsfehler Undichtigkeiten entstehen. Der Verdacht auf eine Undichtigkeit kann vor allem auf Basis zweier Beobachtungen gestellt werden:
1. eine nicht erklärbare, anhaltende oder neu aufgetretene Luftleckage,
2. das System baut keinen Unterdruck auf.

Unabhängig davon, welches System verwendet wird, kann die Dichtigkeit schnell und einfach geprüft werden. Hierfür wird die Thoraxdrainage kurzzeitig patientennah abgeklemmt. Besteht das Problem der Luftleckage jetzt nicht mehr oder baut sich der Unterdruck nun normal auf, ist das System und dessen Anschluss an die Sogquelle in Ordnung. Das heißt, das Problem muss beim Patienten oder zumindest oberhalb der Klemme liegen. Besteht die Luftleckage jedoch weiterhin, liegt im verwendeten System eine Undichtigkeit vor, die sich durch einen Austausch beheben lässt. Bei Unsicherheiten im Umgang mit dem System bietet es sich an, zu Beginn der Therapie generell einen solchen Dichtigkeitstest durchzuführen. Wichtig hierbei ist der korrekte Aufbau des Systems. Müssen Komponenten ineinander gesteckt, zugeschraubt oder mit Klappen verschlossen werden, ist häufig an diesen Stellen eine Undichtigkeit zu finden. Diese für das jeweils verwendete System oft typischen und auch bekannten Fehlerquellen sind vor einem Wechsel stets zu kontrollieren. Wenn das System keinen Sog aufbaut, sollte der Anschluss an die Sogquelle geprüft werden. Gegebenenfalls muss auch die Konnektion des Druckwandlers oder Manometers am zentralen Wandanschluss überprüft werden.

Ist die Undichtigkeit nicht mit einem Fehler im System zu erklären, so sollte die Eintrittsstelle der Drainage geprüft werden. Die Drainage könnte ein Stück herausgerutscht sein, so dass Luft von außen angesaugt wird. Auch eine relativ große Öffnung zwischen Drainage und Haut kann dazu führen, dass Luft von außen eindringen kann. Um die These der von außen eingesaugten Luft zu prüfen, kann einfach etwas Octenisept® oder Ähnliches auf die Eintrittsstelle gesprüht werden. Ist ein Blubbern zu erkennen oder wird die Flüssigkeit sofort eingesaugt, so muss umgehend der Arzt informiert werden, der dann gegebenenfalls eine zusätzliche Naht setzen wird. Sind weder das System noch andere äußere Faktoren der Grund für das beobachtete Problem, sollte dies ebenso weitergegeben werden. So kann etwa eine plötzlich auftretende große Luftfistel auf ein schwerwiegendes Problem wie eine Bronchusstumpfinsuffizienz hinweisen (Linder 2014).

Überblick Problemlösungen

In den vorangegangenen Abschnitten wurden bereits einige denkbare Probleme erläutert. In ◘ Tab. 8.2 sind diese noch einmal kurz und übersichtlich zusammengefasst.

8.2 Überwachung und Unterstützung des Patienten

Das Patientenklientel, das mit einer Thoraxdrainage versorgt werden muss, stellt sich als äußerst heterogen dar. Was Alter, Erkrankung und allgemeine körperliche Verfassung betrifft, sind die Patienten äußerst unterschiedlich. Dennoch bedeutet die Therapie mit einer Thoraxdrainage für alle Betroffenen eine Einschränkung, die mit einem gewissen Unterstützungsbedarf und auch mit Gefährdungen einhergeht. Als die wichtigsten postoperativen Komplikationen werden in der Literatur, neben den direkt mit dem Eingriff assoziierten Problemen wie beispielsweise Nachblutungen, vor allem die Pneumonie und Infektionen des Wundgebietes genannt (Dienemann 2009). Ferner sind grundsätzlich alle Patienten postoperativ als thrombosegefährdet einzustufen.

Der Schlüssel zur Vorbeugung der meisten dieser Komplikationen liegt in der zügigen und möglichst umfassenden Mobilisierung der Patienten. Die nachfolgenden Faktoren gilt es dementsprechend zu berücksichtigen.

8.2.1 Schmerztherapie

Eine ausreichende Abdeckung mit Schmerzmitteln ist einerseits für die Mobilisierung und andererseits direkt für die Pneumonieprophylaxe von elementarer Bedeutung. Die durch die Thoraxdrainage und den gegebenenfalls durchgeführten chirurgischen Eingriff verursachten Schmerzen können zu einer Schonatmung und eingeschränkter Mobilität führen. Auch der Hustenreflex, die Sekretolyse und die korrekte Durchführung der Atemübungen werden hierdurch beeinträchtigt. Folgen können Atelektasen aufgrund von Minderbelüftung und Sekretstau mit daraus resultierender Pneumonie sein (Dienemann 2009, Kiefer 2013).

> Das Schmerzerleben ist stets subjektiv und muss daher auch immer ernst genommen und individuell behandelt werden.

Die Basis für eine adäquate Schmerztherapie besteht in der Schmerzeinschätzung. Das Schmerzerleben der Patienten ist höchst individuell und subjektiv. Es gilt der Grundsatz: „Wenn der Patient sagt, er habe Schmerzen, dann hat er Schmerzen". Aufgrund dieser individuellen und subjektiven Wahrnehmung hat sich die Schmerzerfassung anhand von Ratingskalen bewährt. Einer Selbsteinschätzung des Patienten mit Hilfe einer Skala, etwa der numerischen Ratingskala, sollte wenn möglich der Vorzug gegeben werden. Ist aufgrund kognitiver Einschränkungen oder altersbedingt eine Selbsteinschätzung erschwert, können mit vereinfachten Skalen, die etwa mit Gesichtern, gewissermaßen Emojis, gestaltet sind, auch Kinder oder kognitiv eingeschränkte Personen nach Schmerzen befragt werden. Ist eine Selbsteinschätzung durch den Patienten nicht möglich, kann die Schmerzintensität anhand von Fremdeinschätzungsinstrumenten erfasst werden: etwa der „Behavioral Pain Scale" (BPS) auf der Intensivstation oder der „Zurich Observation Pain Scale" (ZOPA)®. Speziell für Patienten mit Demenz ist unter anderem die „Beurteilung von Schmerzen bei Demenz" (BESD)®

Tab. 8.2 Übersicht über die verschiedenen Probleme, deren Ursachen und mögliche Lösungen

Problem	Mögliche Ursachen	Problemprüfung und -behebung
Plötzlich auftretende, ausgeprägte Luftfistel	Diskonnektion Undichtigkeit im System Neu aufgetretene Parenchymverletzung oder Bronchusdefekt	Konnektion überprüfen, ggf. Drainage wieder anschließen Dichtigkeit des Systems prüfen: Drainage patientennah kurz abklemmen. Besteht die Luftfistel weiterhin, ist das System undicht und muss getauscht werden Einstichstelle überprüfen: Ist zwischen Drainage und Haut eine größere Lücke? Wird Luft von außen angesaugt? Ist die Drainage aus der Pleura gerutscht?
Nicht erklärbares Sistieren von Sekretion und/oder Luftleckage	Okklusion der Drainage	Überprüfen des Schlauches auf Okklusionen Ggf. Melken/Strippen des Schlauches oder Spülen der Drainage (nach Rücksprache)
Dyspnoe	Drainage verstopft Kein Sog angelegt Postoperative Pneumonie Selten, kurz nach Drainageanlage: Reexpansionsödem	Überprüfen, ob Sog aktiv ist, ggf. an Sogquelle anschließen Ggf. System auf Undichtigkeiten prüfen, wenn kein Sog aufgebaut wird Überprüfen, ob Drainage abgeklemmt ist, ggf. Klemme lösen Prüfen, ob Drainage durchgängig ist (Pendeltest), ggf. Melken/Strippen oder Spülen der Drainage (nach Rücksprache) Wenn keine oder nur geringfügige Besserung, umgehend Arzt informieren! Bei ausgeprägter Dyspnoe immer umgehend Arzt informieren! Bei Pneumoniezeichen wie Tachypnoe, Fieber und Tachykardie umgehend Arzt informieren!
Gesicht des Patienten schwillt an	Hautemphysem aufgrund verstopfter Drainage oder aus anderen Gründen ineffizienter Therapie, z. B. Fehllage der Drainage	Überprüfen auf Okklusionen und Undichtigkeiten, Prüfen von Einstichstelle, Drainagelage und angelegtem Sog Arzt informieren, auf ärztliche Anweisung ggf. Sog erhöhen
Starke Schmerzen	Drainagebedingte Schmerzen Evtl. Pneumothorax	Korrekte Funktion von Drainage und System prüfen (eingestellter Sog, Durchgängigkeit) Bedarfsmedikation verabreichen Ggf. Schmerzmedikation anpassen Rücksprache mit Arzt und Physiotherapie
Extreme Zunahme an Sekret (s. auch Tab. 8.1)	Abhängig vom klinischen Bild: Abwehrreaktion auf Drainage? Kardiale Problematik? Blutung? Chylothorax? Infekt?	Genaue Beobachtung und Dokumentation: Menge, Aussehen, Farbe, ggf. Geruch Arzt informieren Evtl. Probeentnahme
Nässender Verband	Zu weite Drainageeinstichstelle Infektion der Einstichstelle	Prüfung der Einstichstelle, ggf. Arzt informieren

geeignet. Neben der Auswahl des zur Situation und zum Patienten passenden Instruments gilt es noch folgende Grundsätze zu beachten, um den Verlauf und die Wirksamkeit von Interventionen einschätzen zu können (Ellegast 2015, Gnass 2015, Schmitter et al. 2013):
- regelmäßige Erfassung der Schmerzintensität, um den Verlauf sichtbar zu machen;
- Erfassung in Ruhe und in Bewegung;
- sofern eine Bedarfsmedikation erfolgte, sollte nach einiger Zeit deren Wirksamkeit geprüft und eingeschätzt werden;
- Nebenwirkungen der Analgetika gilt es zu beachten, vor allem Übelkeit, Obstipation und Kreislaufprobleme.

8.2.2 Mobilisierung und Physiotherapie

Die Möglichkeiten der Mobilisierung werden neben den Beschränkungen durch das Drainagesystem (▶ Abschn. 8.1.2) maßgeblich durch den Unterstützungsbedarf des Patienten beeinflusst. Selbstverständlich muss der Patient über die Notwendigkeit der Mobilisierung grundsätzlich aufgeklärt werden. Sodann ist der individuelle Unterstützungsbedarf des Patienten zu erfassen und es sind situationsgerechte Lösungen anzubieten. Wichtig ist es, die Sturzgefahr aufgrund langer Drainageschläuche zu beachten und den Patienten darauf hinzuweisen. Auch mögliche Nebenwirkungen der Analgetika, wie Kreislaufschwäche oder Sensibilitätsstörungen bei liegendem Periduralkatheter, gilt es zu berücksichtigen. Zu bedenken ist außerdem immer die klinische Situation. Limitierend kann vor allem bei chronisch Kranken eine bestehende Belastungsdypnoe sein. Um Problemen – auch im Sinne einer Pneumonieprophylaxe – vorzubeugen, sollte der Patient zur selbstständigen Durchführung von Atemübungen und zur Nutzung bereitgestellter Hilfsmittel angehalten werden. Auch eine enge Zusammenarbeit und ein Austausch mit den Physiotherapeuten ist im Zusammenhang mit der Mobilisierung und der Atemtherapie von grundlegender Bedeutung.

8.2.3 Überwachung

Da, wie beschrieben, eine Thoraxdrainagetherapie immer mit potenziellen Risiken verbunden ist, sollten diese Patienten engmaschig überwacht werden. Um Probleme mit der Drainagetherapie und eine beginnende Pneumonie frühzeitig erkennen zu können, sind primär folgende Parameter zu beobachten:
- regelmäßige Vitalzeichenkontrolle: Blutdruck, Puls (Arrhythmien treten bei thoraxchirurgischen Patienten relativ häufig auf), Temperatur und Atemfrequenz;
- Atmung: Anzeichen von Dyspnoe, wie etwa Tachypnoe, Einsatz der Atemhilfsmuskulatur, aber auch Zeichen einer Schonatmung, wie flache Atmung;
- neu auftretender Husten, vor allem bei vermehrtem Auswurf: ggf. Sputumprobe gewinnen;
- Schmerzeinschätzung anhand einer Skala und Adaption der Schmerztherapie.

Auffälligkeiten, vor allem aber Fieber, Dyspnoe und spezielle Beobachtungen müssen zeitnah dem Arzt mitgeteilt und deutlich dokumentiert werden. Auch das Auftreten eines Hautemphysems sollte umgehend weitergegeben werden.

8.2.4 Psychische Situation

Patienten, vor allem solche, die unter starken Schmerzen und/oder Dyspnoe leiden, geben häufig psychischen Belastungen wie Ängste an. Diese beziehen sich auf eine existenzielle Gefährdung, manchmal verbunden mit Todesangst, aber auch auf allgemeine Sorgen zur Behandlung und zum zukünftigem Befinden. Es ist daher unerlässlich, dem Patienten in einer solchen Situation beizustehen, ihn zu unterstützen und neben der symptomatischen Behandlung von Dyspnoe und Schmerzen ebenso psychische Begleitung anzubieten. Das bedeutet konkret, den Patienten etwa im Falle einer Dyspnoeattacke nicht alleine zu lassen und wenn nötig ärztliche oder psychologische Hilfe hinzuzuziehen.

> Dyspnoe bedeutet häufig das Erleben einer existenziellen Todesangst! Diesen Patienten muss daher dringend das Gefühl von Sicherheit vermittelt werden!

Vor allem bei onkologischen Patienten sollte der Aspekt des psychischen Befindens stets im Fokus bleiben. Aufklärungen und Informationen sollten daher auch vonseiten der Pflege im nötigen Umfang und in einem möglichst beruhigenden Rahmen gegeben werden. Um ein Gefühl von Sicherheit zu vermitteln, kann es daher vor geplanten Operationen auch hilfreich sein, auf die Beschränkungen durch die Thoraxdrainage hinzuweisen und deren Funktion im Vorfeld zu erläutern. So wird der Patient postoperativ nicht nur deutlich schneller selbstständig und mobil werden, sondern fühlt sich auch wesentlich besser vorbereitet und somit auch sicherer.

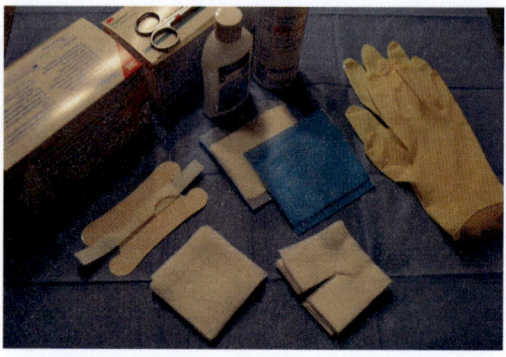

Abb. 8.2 Verbandsmaterial

8.3 Verbandswechsel

Die Häufigkeit des Verbandswechsels wird von Klinik zu Klinik sehr unterschiedlich gehandhabt. Auch wer den Verbandswechsel vornimmt, ist nicht einheitlich geregelt. Meistens wird dies jedoch von den Pflegekräften übernommen.

Der Verbandswechsel sollte postoperativ frühestens nach 48 h zum ersten Mal stattfinden, wenn der Verband durchnässt ist, schon früher. Ein-, zwei- bis dreitägige Wechselintervalle haben sich vielerorts etabliert, sind aber nicht zwangsläufig erforderlich. Die in der jeweiligen Klinik geltenden Standards gilt es zu befolgen. Grundsätzlich muss ein streng antiseptisches Vorgehen beachtet werden, um Wundinfektionen vorzubeugen, also die Anwendung und korrekte Verwendung von sterilen Materialien sowie Einsatz der Non-Touch-Technik.

Benötigte Materialien (Abb. 8.2):
- Sterile Kompressen, sterile Schlitzkompressen, ggf. Saugkompressen
- Pflaster oder Folie zum Abdecken des Verbandes
- Hände- und Wunddesinfektionsmittel, etwa Sterilium® und Octenisept®
- 2 Paar unsterile Handschuhe
- Fixierungssystem, beispielsweise Secutape® oder Tubimed®
- Abwurf

Vorgehen
- Händedesinfektion, unsterile Handschuhe anziehen, alten Verband entfernen und abwerfen. Anschließend Handschuhwechsel und Händedesinfektion.

> Häufig wird beim Legen der Thoraxdrainage ein Faden vorgelegt, der erst beim Ziehen der Drainage zugezogen wird und daher relativ lose angebracht ist. Dieser sollte dort verbleiben und nicht versehentlich gezogen werden!

- Inspektion der Einstichstelle auf Rötung, Schwellung, infektiöse Beläge und Größe der Einstichstelle. Besteht eine übergroße Lücke zwischen Drainage und Haut?
- Desinfektion der Einstichstelle, beispielsweise mit Octenisept®, mindestens 1 min einwirken lassen und Wunde von der Drainage nach außen mit sterilen Kompressen auswischen.
- Schlitzkompressen unterlegen, idealerweise von kaudal nach kranial. Ggf. anschließend mit einer Kompresse abdecken. Schlauch so anbringen, dass dieser nicht abgeknickt wird.
- Verband mit einem Folienpflaster oder Fixomull® abdecken. Darauf achten, dass nicht zu viel Spannung auf der Haut entsteht, da dies

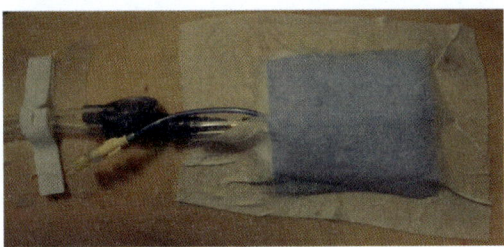

Abb. 8.3 Verband mit Scutape®. (Mit freundlicher Genehmigung der Firma TechniMed)

Spannungsblasen begünstigt. Faltenfreiheit im Pflaster ist hierbei kein Qualitätsmerkmal. Relevant ist lediglich die korrekte Abdichtung des Verbandes (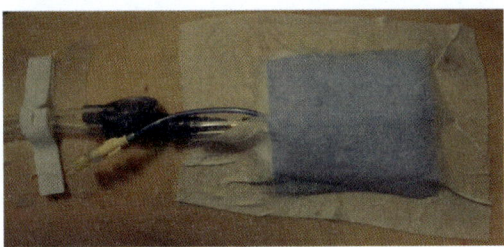 Abb. 8.3). Eventuell bestehende Pflasterallergien bei der Auswahl der Abdeckung beachten.
- Ggf. altes Fixiersystem entfernen, die Haut reinigen und neues Fixiersystem anbringen. Es ist auf mögliche Druckstellen durch den Drainageschlauch zu achten. Schlauch so fixieren, dass dieser den Patienten möglichst wenig einschränkt.
- Dokumentation und Weitergabe von wichtigen Beobachtungen.

Literatur

Bölükbas S, Kudelin N, Dönges T, Schirren J (2010) Therapiemanagement des Chylothorax. Chirurg 81: 255–266. DOI: 10.1007/s00104-009-1858-x

Brunelli A, Salati M, Refai M, Di Nunzio L, Xiumé F, Sabbatini A (2010) Brunelli A, Salati M, Refai M, Di Nunzio L, Xiumé F, Sabbatini A. Eur J Cardio-Thorac 37: 56–60. DOI: 10.1016/j.ejcts.2009.05.006

Cerfolio RJ, Bryant AS (2009) The quantification of postoperative air leaks. Multimedia Manual of Cardiothoracic Surgery, doi: 10.1510/mmcts.2007.003129. DOI: 10.1016/j.jtcvs.2013.02.007

Dango S, Sienel W, Passlick B, Stremmel C (2010) Impact of chest tube clearance on postoperative morbidity after thoracotomy: results of a prospective, randomised trial. Eur J Cardio-Thorac 37: 51–55. DOI: 10.1016/j.ejcts.2009.06.034

Dienemann H (2009) Postoperative Komplikationen in der Thoraxchirurgie. Chirurg 80: 807–813. DOI: 10.1007/s00104-009-1688-x

Eggeling S (2015) Komplikationen in der Therapie des Spontanpneumothorax. Chirurg 86: 444–452. DOI: 10.1007/s00104-014-2866-z

Ellegast J (2015) BASICS Klinische Pharmakologie, 3. Aufl. Elsevier, Urban & Fischer, München

Gnass I (2015) Die Schmerzeinschätzung – beobachtet im Intensivbereich. Pflege & Gesellschaft 20: 348–361

Halm MA (2007) To Strip or Not to Strip? Physiological Effects of Chest Tube Manipulation. Am J Crit Care 16: 609–612

Kiefer T (2013) Thoraxchirurgie. In: Miriam Roth und Thomas Kiefer (Hrsg) Physiotherapie in der Thoraxchirurgie. Springer, Wien, S 19–40

Linder A (2014) Drainagemanagement nach Lungenresektionen. Zentralbl Chir 139: S50–S58. DOI: 10.1055/s-0034-1382923

Refai M, Brunelli A, Varela G, Novoa N, Pompili C, Jimenez MF, Aranda JL, Sabbatini A (2012) The values of intrapleural pressure before the removal of chest tube in non-complucated pulmonary lobectomies. Eur J Cardio-Thorac 41: 831–833. DOI: 10.1093/ejcts/ezr126

Saraya T, Light RW, Takizawa H, Goto H (2013) Black Pleural Effusion. Am J Med 126: 641.e1–641.e6. DOI: 10.1016/j.amjmed.2012.11.017

Schmitter M, List T, Wirz S (2013) Erfassung der Schmerzintensität mit eindimensionalen Skalen. ZEFQ 107: 279–284. DOI: 10.1016/j.zefq.2013.05.008

Sziklavari Z, Neu R, Hofmann H-S, Ried M (2015) Persistierender Erguss nach thoraxchirurgischen Eingriffen. Chirurg 86: 432–436. DOI: 10.1007/s00104-014-2863-2

Management des Pleuraspalts – Handhabung von Thoraxdrainagen und Drainagesystemen

T. Kiefer

9.1 Pleuraler Flüssigkeitsaustausch und Biomechanik der Lungen – 96
9.1.1 Flüssigkeitsaustausch – 96
9.1.2 Biomechanik der Lunge – 96
9.1.3 Pleura- und Atemfunktionsveränderungen nach Lungenresektionen – 96
9.1.4 Drainage der Pleurahöhle nach Lungenoperationen – 97

9.2 Management des Pleuraspalts – 97
9.2.1 Zahl der positionierten Drainagen – 97
9.2.2 Beginn der Drainagetherapie – 97
9.2.3 Einstellung des Drainagesystems – 98
9.2.4 Dauer der Behandlung – 98

9.3 Interpretation von Luftleckagen – 100

9.4 Alte Zöpfe: Melken, Abklemmen, Hustentest – 101
9.4.1 Melken oder Strippen – 101
9.4.2 Abklemmen – 101
9.4.3 Hustentest – 102

9.5 Drainage nach Pneumonektomie – 102

9.6 Beatmeter Patient – 103

9.7 Mythen – 103

Literatur – 104

© Springer-Verlag Berlin Heidelberg 2016
T. Kiefer (Hrsg.), *Thoraxdrainagen*,
DOI 10.1007/978-3-662-49740-1_9

Um Thoraxdrainagen und Drainagesysteme sinnvoll und effektiv im Sinne des Patienten einzusetzen – das heißt ihm eine möglichst rasche, komplikationsarme oder besser noch komplikationsfreie und umfassende Therapie zu ermöglichen –, ist es zwingend erforderlich, einige grundlegende Dinge zu besprechen und sich dann auch immer wieder vor Augen zu führen, wenn es beispielsweise darum geht, die adäquaten Einstellungen am System zu wählen.

9.1 Pleuraler Flüssigkeitsaustausch und Biomechanik der Lungen

Im Pleuraspalt befinden sich – abhängig von Körpergröße und -gewicht – 2–5 ml Pleuraflüssigkeit (Haverkamp et al. 2008). Unter physiologischen Bedingungen werden pro Tag und Seite 15–30 ml produziert.

> Die Bildung und Resorption pleuraler Flüssigkeit kann auf bis zu 500 ml/24 h gesteigert werden, ohne dass ein Pleuraerguss entsteht (Matthys u. Seeger 2008).

9.1.1 Flüssigkeitsaustausch

Produktion und Resorption der pleuralen Flüssigkeit finden in der Pleura parietalis statt: Die Flüssigkeit wird von Kapillaren der Pleura parietalis filtriert und von den Lymphgefäßen wieder aufgenommen.

Unter dem Einfluss der Gravitation wird der Druck, der auf der pleuralen Flüssigkeit lastet (= Druck im Pleuraspalt) mit zunehmender Höhe in der Pleurahöhle – eine aufrechte Position vorausgesetzt – mehr subatmosphärisch. Er beträgt auf Zwerchfellniveau ±0 cm$H_2$0 auf Herzhöhe ca. 10 cm$H_2$0.

9.1.2 Biomechanik der Lunge

Der Druck im Pleuraspalt ist größer als die elastischen Rückstellkräfte („elastic recoil") der Lunge. Dieser Umstand zusammen mit den Adhäsionskräften – verursacht durch die intrapleurale Flüssigkeit – führt dazu, dass die Lunge im Thorax ausgedehnt ist und bleibt.

Die Rückstellkräfte können über den transösophagealen Druck näherungsweise gemessen werden und betragen auf Herzniveau ca. 4 cm$H_2$0, sie sind geringer (= weniger negativ) bei emphysematischer Lunge und höher (= mehr negativ) beim Vorliegen einer fibrotischen Lunge (Miserochhi et al. 2010).

Bei der Inspiration vergrößert sich der Thoraxdurchmesser und damit das intrathorakale Volumen. Bedingt durch die Adhäsionskräfte muss die Lunge der Brustwand folgen, die Konsequenz hieraus ist eine Zunahme des Unterdrucks im Pleuraspalt.

Bei der Exspiration wird dieser Unterdruck geringer. Da wir der Erdanziehung unterliegen, ist der subatmosphärische Druck im Pleuraspalt am Ende der Inspiration in der Pleurakuppel, eine stehende oder sitzende Körperhaltung vorausgesetzt, am größten und im Bereich des Zwerchfells am Ende der Exspiration am geringsten. Näherungsweise Messungen des intrapleuralen Druckes ergeben Werte zwischen 0 und –15 cm Wassersäule. Diese physiologischen Werte sind die Basis für unsere Überlegungen hinsichtlich der Druckeinstellung am jeweiligen Drainagesystem.

9.1.3 Pleura- und Atemfunktionsveränderungen nach Lungenresektionen

Grundsätzlich ist zwischen früh- und spät-postoperativen Veränderungen zu unterscheiden. Abgesehen vom Resektionsausmaß spielt natürlich die Art des operativen Zugangs eine entscheidende Rolle. Thorakotomien jedweder Art gehen in der früh-postoperativen Phase mit einer vornehmlich schmerzbedingten, aber auch funktionellen Einschränkung von In- und Exspiration einher. Spät-postoperativ wird in aller Regel eine restriktive Ventilationsstörung, bedingt durch die Narbenbildung im Bereich des operativen Zugangs und ggf. an der Pleura parietalis, zu beobachten sein. Diese wird umso ausgeprägter sein, je größer die Thorakotomie war.

Eine Manipulation intrathorakal zieht eine Alteration der Pleura nach sich, die zu einer mehr oder weniger ausgeprägten Produktion pleuraler Flüssigkeit führt. Letzteres führt bei inadäquater oder zu früh entfernter Drainage zur Ausbildung eines Pleuraergusses (Brunelli et al. 2011).

9.1.4 Drainage der Pleurahöhle nach Lungenoperationen

Nach Thoraxverschluss steht zunächst die Evakuierung der Luft aus dem Hemithorax im Vordergrund.

Die Compliance der Lunge ($\Delta V/\Delta P$) nimmt nach einer Resektion proportional zum reserzierten Lungenvolumen ab (Miserocchi u. Negrini 1977).

Aus theoretischen – (patho-)physiologischen – Überlegungen heraus besteht die Gefahr der akuten Lungenüberdehnung, wenn postoperativ die Lunge schnell dazu gebracht wird, den Hemithorax vollständig auszufüllen. Parenchymschäden mit Zerreißung der Alveolen sind denkbar, die dann etwa zu einem Lungenödem oder gar einem ARDS führen könnten (Tattersall et al. 2000).

In der klinischen Realität hingegen ist dieser Pathomechanismus bzw. dessen Folgen nur sehr selten zu beobachten. So wirkt beispielsweise das Höhertreten des Zwerchfells auf der operierten Seite einer Überblähung entgegen. Ein – relativer – Zwerchfellhochstand ist nach Lungenresektionen mit einem signifikanten Parenchymverlust fast regelhaft zu verzeichnen.

Das Reexpansionsödem, das selten nach der Drainage eines vollständigen Pneumothorax oder eines großen Pleuraergusses auftritt, beruht pathogenetisch höchstwahrscheinlich auf einem mit der Ausschüttung toxischer Mediatoren verbundenen Endothelschaden der Alveolarwände, der bei der Reperfusion der zuvor nicht durchbluteten Lungenareale auftritt (Rozeman et al. 1996).

9.2 Management des Pleuraspalts

> Ziel einer Thoraxdrainagebehandlung ist – nach Therapie der zugrundeliegenden Krankheit – die Wiederherstellung der physiologischen Verhältnisse im Pleuraspalt.

Dieser Satz ist auf den ersten Blick vielleicht nicht sehr aussagekräftig, dennoch ist er wichtig und richtig und sollte, so allgemein wie er gehalten ist, immer als Grundlage all unserer Überlegungen und Bemühungen im Umgang mit Thoraxdrainagen dienen.

Die „Wiederherstellung der physiologischen Verhältnisse im Pleuraspalt" bedeutet eben, dass wir uns an diesen Verhältnissen orientieren, wenn wir beispielsweise an einem Drainagesystem den Unterdruck einstellen, der im Pleuraspalt generiert werden soll. Es bedeutet auch, dass wir uns darüber im Klaren sein sollten, wann die Kriterien für die Entfernung einer Thoraxdrainage gegeben sind. Insbesondere gilt dies für die pleurale Flüssigkeitsproduktion.

9.2.1 Zahl der positionierten Drainagen

Es besteht Konsens darüber, dass für die Drainage eines Pneumothorax wie auch für die eines einfachen, auslaufenden Pleuraergusses 1 Drainage genügt.

Während in den vergangenen Jahrzehnten weltweit nach anatomischen Resektionen zumeist 2 Drainagen eingebracht wurden, ist in den letzten Jahren – ebenfalls weltweit – der Trend zu verzeichnen, den Hemithorax lediglich mit 1 Katheter zu drainieren. Zahlreiche Studien (Alex et al. 2003, Brunelli et al. 2011, Gómez-Caro et al. 2006, Okur et al. 2009, Tattersall et al. 2000) haben gezeigt, dass unabhängig vom resezierten Lungenlappen die gleichen – was Schmerzintensität und Kosten anbelangt, sogar bessere – Ergebnisse erzielt werden.

> In den meisten postoperativen Situationen wird 1 Drainage ausreichend sein. Dies gilt insbesondere für alle anatomischen und extra-anatomischen Lungenresektionen.

9.2.2 Beginn der Drainagetherapie

- **Postoperativ**

Nach Thoraxverschluss und Anbringung der Verbände wird der Drainagekatheter mit dem Drainagesystem auf dem OP-Tisch konnektiert. Im Falle eines elektronischen Systems wird dieses nun in Betrieb genommen – die entsprechenden Standardeinstellungen sind im System gespeichert.

- **Postinterventionell**

An anderer Stelle wurde schon mehrfach darauf hingewiesen, dass insbesondere bei länger bestehendem Pneumothorax (>4 Tage) oder großem Pleuraerguss die Gefahr eines Reexpansionsödems erhöht ist. Auch wenn diese Pathologien erst kürzere Zeit existieren, muss die Wiederausdehnung der Lunge der jeweiligen klinischen Situation angepasst werden. Sicherlich lässt sich die alte Regel, maximal 1 Liter Pleuraerguss pro Tag zu drainieren, nicht aufrechterhalten. Entscheidend ist vielmehr die kardiorespiratorische Situation des Patienten. Der häufig bei der Reexpansion der Lunge zu beobachtende quälende und therapeutisch nicht zu beeinflussende Husten sollte ebenfalls dazu anhalten, so vorsichtig wie möglich und ohne Eile vorzugehen. Konkret bedeutet dies, einen Erguss ggf. fraktioniert zu entlasten und den zu applizierenden subatmosphärischen Druck erst dann zu generieren, wenn sich die Lunge passiv weitestgehend entfaltet hat. Hier sind Augenmaß und klinische Erfahrung ebenso gefragt wie die Bereitschaft, dieses Wissen und Können an die jungen Kolleginnen und Kollegen weiterzugeben!

9.2.3 Einstellung des Drainagesystems

Kommt ein Wasserschloss im Sinne eines Einkammersystems zum Einsatz, so ist darauf zu achten, dass der Kanister immer unter Thoraxniveau angebracht wird und dass bei steigender Sekretmenge im Kanister der Stab des Wasserschlosses entsprechend aus der Flüssigkeit herausgezogen wird, da sonst der Patient ab einem bestimmten Flüssigkeitsniveau nicht mehr in der Lage ist, aktiv die Luft einer ggf. bestehenden Parenchymleckage zu evakuieren. Die Konsequenz hieraus ist dann ein Pneumothorax und/oder ein Weichteilemphysem.

Soll ein aktiver (= externer) Sog appliziert werden, so wird in den meisten Fällen aufgrund der eingangs angestellten Überlegungen ein subatmosphärischer Druck von −15 bis −20 cm Wassersäule verwendet werden. In diesem Zusammenhang muss nochmals darauf hingewiesen werden, dass bei den konventionellen, industriell gefertigten Mehrkammersystemen wie auch bei den althergebrachten Flaschensystemen (Ein-, Zwei- oder Dreikammersysteme) nur der Druck im System bekannt ist und reguliert werden kann, nicht jedoch der eigentlich interessierende intrapleurale Druck. Dies ist nur mit den elektronisch geregelten Systemen möglich, die den Istwert patientennah messen und mit dem Sollwert vergleichen (▶ Kap. 5).

Verschiedene klinische Situationen und Krankheitsbilder erfordern eine Adaptierung der Standardeinstellung. So wird man versuchen, bei einem großbullösen Lungenemphysem nach einer Lungenresektion oder gar einer Lungenvolumenreduktion den applizierten subatmosphärischen Druck möglichst minimal zu halten oder – in Abhängigkeit vom klinischen Bild – beispielsweise nur ein Heimlich-Ventil zu verwenden. Gerade in diesen Situationen spielen klinische Erfahrung, Fingerspitzengefühl und die Bereitschaft, nicht in Aktionismus zu verfallen, eine bedeutende Rolle.

Auch gibt es immer wieder klinische Situationen, in denen man versucht ist, den intrapleuralen Druck zu erhöhen, in der – mechanistischen – Vorstellung, dadurch eine Ausdehnung der Lunge provozieren zu können. Solche Situationen finden wir immer wieder nach der Sanierung eines Pleuraempyems oder nach Bilobektomie. Daten, dass diese Vorgehensweise einen reproduzierbaren positiven Effekt haben könnte, liegen jedoch nicht vor.

Linder (2014) hat das Konzept der sich öffnenden und schließenden Parenchymfisteln in die Diskussion eingebracht. Diese Überlegung geht davon aus, dass es ggf. Parenchymfisteln gibt, die sich aufgrund ihrer Struktur bei Negativierung des intrapleuralen Druckes (= größere Druckdifferenz) schließen, während andere sich wiederum vergrößern. Die Hoffnung, daraus einen therapeutischen Algorithmus entwickeln zu können, hat sich zumindest bis jetzt nicht bestätigt.

Auch die Idee von Refai et al. (2012), entsprechend der jeweiligen anatomischen Lungenresektion (bspw. Lobektomie rechter Oberlappen vs. linker Unterlappen) verschiedene subatmosphärische Drücke anzuwenden, hat zumindest keine wesentliche klinische Verbreitung gefunden.

9.2.4 Dauer der Behandlung

> Der Zeitpunkt der Beendigung der Drainagebehandlung ist zugleich der Augenblick, zu dem die Drainage entfernt wird. In einem postoperativen Setting nach Standard-Lungenresektionen wird dies der Zeitpunkt sein, an dem die klinikinternen Kriterien hinsichtlich Parenchymleckage und Flüssigkeitsproduktion erfüllt sind.

Bei allen anderen Indikationen wird die Drainage entfernt werden, wenn die bei der Indikationsstellung (▶ Kap. 3) definierten Therapieziele erreicht sind.

Postoperativ nach Standard-Lungenresektionen

Nach anatomischen wie extraanatomischen Resektionen wird die Thoraxdrainage entfernt werden, wenn die hierfür in der jeweiligen Klinik geltenden Kriterien bezüglich Luftdichtigkeit und Flüssigkeitsproduktion erfüllt sind (▶ Kap. 12). Die Zeitspanne, die dabei seit der Operation vergangen ist, spielt dabei keine Rolle.

Pneumothorax

Wird ein Pneumothorax operativ behandelt – in aller Regel über einen thorakoskopischen Zugang –, so gelten die gleichen Regeln wie bei den Standardresektionen.

Für die konservative Behandlung des Spontanpneumothorax gibt es keine validen, evidenzbasierten Aussagen, was die Therapiedauer anbelangt (Baumann et al. 2001, MacDuff et al. 2010). In den meisten Zentren wird diese Zeit, ein nach Anlage der Drainage sofortiges oder raschen Sistieren der Parenchymleckage vorausgesetzt, 48–72 h betragen.

Bei der initial konservativen Therapie des Spontanpneumothorax kann die Verwendung eines elektronischen Systems eine große Hilfe sein, da mit diesen Systemen objektive Daten bezüglich des Flows, der die Quantität der Parenchymleckage widergibt, erhoben werden können:
- In der überwiegenden Zahl der Fälle wird es so sein, dass nach Anlage einer Thoraxdrainage und vorsichtigem Generieren eines subatmosphärischen Druckes der vom System gemessene Flow sehr rasch gegen Null geht und auch im weiteren Verlauf kein Flow – also keine Parenchymleckage – mehr angezeigt wird.
- Besteht jedoch nach Initialisierung der Behandlung eine Parenchymleckage mit einem Flow von >100 ml/min über mehrere Stunden fort, so sollte nach Ansicht des Autors der Patient dahingehend beraten werden, eine rasche operative Sanierung anzustreben. In aller Regel findet sich dann intraoperativ zumindest eine rupturierte Bulla, deren Abheilung – wenn überhaupt – wesentlich länger dauern würde, als es ein minimalinvasives chirurgisches Vorgehen mit einem postoperativen Aufenthalt von 2 bis maximal 3 Tagen erfordert. Dank dieser Vorgehensweise können den Patienten lange Drainagezeiten und Krankenhausaufenthalte erspart werden.

Pleurodese

Nach einer wie auch immer erfolgten Pleurodese – in der Regel wird diese im Sinne einer Talk-Poudrage im Rahmen eines thorakoskopischen Eingriffes (s. auch ▶ Kap. 3) vorgenommen – ist das einzige Kriterium, das über die Behandlungsdauer entscheidet, die Flüssigkeitsproduktion. Die Lunge wird ausgedehnt sein, da dies die Voraussetzung für die Durchführung einer Pleurodese darstellt. Auch zu diesem Punkt gibt es keine validen Aussagen; nach eigener Erfahrung ist eine sichere Entfernung der Thoraxdrainage nach Unterschreiten einer täglichen Flüssigkeitsproduktion von 100 ml möglich.

Pleuraempyem

Das zu definierende Therapieziel wird bei der konservativen wie bei der operative Therapie im Wesentlichen das Gleiche sein: die vollständige und dauerhafte Beherrschung der entzündlich/infektiösen Grunderkrankung bei möglichst vollständiger Ausdehnung der Lunge und Beseitigung aller eventuell vorhandenen – frei auslaufenden oder gekammerten – entzündlichen Flüssigkeitsansammlungen.

Eine Parenchymleckage wird zumeist nur nach ausgedehnteren operativen Eingriffen (Dekortikation) in die Überlegungen hinsichtlich der Drainagedauer miteinfließen.

Die wesentlichen Parameter, die eine sichere Entfernung der Thoraxdrainage(n) erlauben, sind somit:
- wiederholt nachgewiesene Keimfreiheit der drainierten Flüssigkeit (bei initial positivem Keimbefund),
- vollständig bzw. weitestgehend ausgedehnte Lunge,

Tab. 9.1 Interpretation von postoperativ, objektiv erhobenen Flow-Werten

Beschreibung der Leckage	Objektiv gemessener Wert	Therapeutische Konsequenz
Nicht tolerabel	>3000 ml/min	Unmittelbar postoperativ: – Bei „normaler" Lunge: sofortige Revision – Bei emphysematöser Lunge 1–2 Tage: abwarten – Danach Revision, wenn keine Heilungstendenz erkennbar
Sehr groß	1500–3000 ml/min	Abwarten bei erkennbarer Heilungstendenz, ansonsten rasche Revision
Groß	500–1500 ml/min	>500 ml/min konstant über mehr als 7 Tage: Revision
Kleine Leckage	50–500 ml/min	Korrektur der Drainage Evtl. Wechsel auf Heimlich-Ventil
Keine Leckage	<40 ml/min konstant über 6 h	Entfernen der Drainage

— Beseitigung enentuell zuvor vorhandener Flüssigkeitsansammlungen,
— Normalisierung der Entzündungsparameter im Serum (sofern keine anderweitige Erklärung vorliegt).

Auch was das Pleuraempyem anbelangt, ist abschließend zu bemerken, dass die Leitlinien der großen englischsprachigen Fachgesellschaften zum Thema der Behandlungsdauer (Davies et al. 2010) sehr vage bleiben, was nicht zuletzt durch die große Heterogenität der Erkrankung begründet ist, die es schier unmöglich macht, allgemeingültige und dazu möglichst noch evidenzbasierte Empfehlungen zu geben.

9.3 Interpretation von Luftleckagen

Die Schwierigkeit beim Wechsel von traditionellen Flaschen- oder Kanistersystemen mit einem Wasserschloss auf ein elektronisches System, das eine eventuell vorhandene Parenchymleckage in Form einer – objektiven – Zahl darstellt, stellt für viele einen regelrechten Kulturwandel (oder -schock) dar. In der Anfangszeit der elektronischen Systeme war eine gewisse Unsicherheit vorhanden, da nicht interpretiert werden konnte, was beispielsweise eine Leckage von 100 ml/min bedeutet. Mittlerweile – nach mehr als 7 Jahren und Tausenden von Therapie – können die angezeigten Werte sehr gut eingeordnet und die therapeutischen Schlüsse gezogen werden (Tab. 9.1). Es muss betont werden, dass die Interpretation dieser Werte rein empirisch zu sehen ist, valide Daten liegen noch nicht vor!

Die Interpretation der Werte und die sich daraus ergebenden therapeutischen Konsequenzen müssen natürlich immer im Kontext der Grunderkrankung, dem Zustand der Lunge („normal", emphysematös, fibrotisch), der zugrundeliegenden Operation oder Intervention und – besonders wichtig – der Therapiedauer geschehen. Heilung ist immer ein dynamischer Prozess!

Ein weiterer Vorteil elektronischer Systeme ist, dass sie neben der Generierung objektiver Daten eine Darstellung dieser Daten im Zeitverlauf ermöglichen. So kann die Beurteilung des Behandlungsverlaufes über die Zeit auf einen Blick erfolgen (Abb. 9.1 und Abb. 9.2). Im Vergleich hierzu werden bei den traditionellen analogen Systemen die Entscheidungen mehr „statisch" während der morgendlichen oder abendlichen Visiten getroffen.

> In die Interpretation der mittels eines elektronischen Drainagesystems gewonnenen Daten müssen mehrere Aspekte miteinbezogen werden, und zwar: Grunderkrankung, Zustand der Lunge, Art der Therapie, Dauer der Therapie.

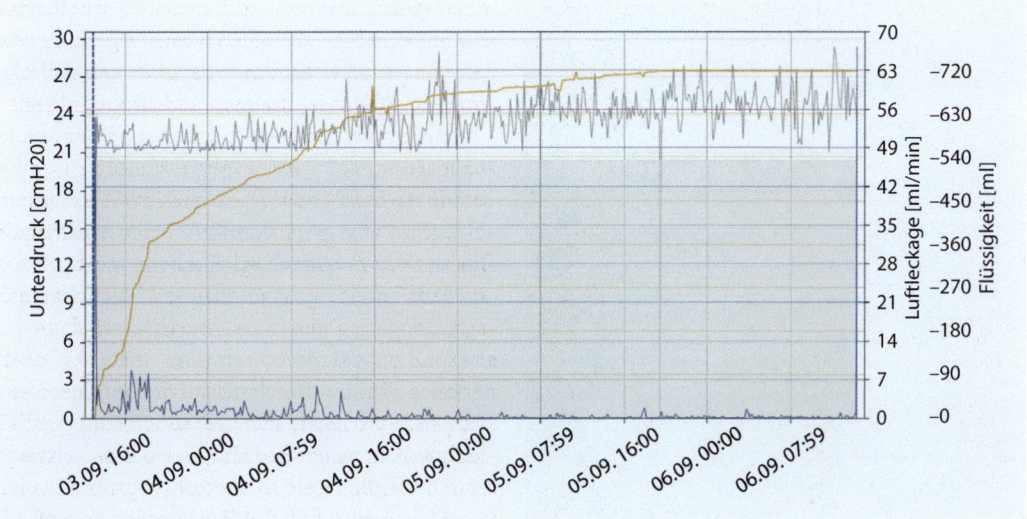

Abb. 9.1 Display Flow (*grau:* subatmosphärischer Druck, *blau:* Flow, *gelb:* Flüssigkeitsproduktion)

Es ist dem Autor vollkommen bewusst, dass dieser Vorschlag zur Interpretation der objektiv erhobenen Daten Unschärfen enthält und die Schlussfolgerungen nicht auf Studien, sondern auf klinischer Erfahrung beruhen. Letztendlich muss jeder Arzt für sich die entsprechende Erfahrung machen (s. oben).

9.4 Alte Zöpfe: Melken, Abklemmen, Hustentest

9.4.1 Melken oder Strippen

Melken oder Strippen ist eine weitverbreitete Vorgehensweise zur Prophylaxe der Okklusion der intrathorakal verlaufenden und damit optisch nicht beurteilbaren Thoraxdrainage. In Zeiten moderner elektronischer Drainagesysteme, die – zumindest bei einem Hersteller – in der Lage sind, die Durchgängigkeit der Drainage zu überprüfen und auf dem Display dazustellen, ist das prophylaktische Melken obsolet. Zudem bringt es keinerlei Vorteil hinsichtlich der Durchgängigkeitsraten. Dies konnten verschiedene Autoren nachweisen (Halm 2007, Wallen et al. 2010). Wallen et al. führten eine Cochrane-Analyse durch, die ausschließlich herzchirurgische Arbeiten umfasste – und in der Herzchirurgie ist das Problem des „Clottens" bekanntermaßen ja noch wesentlich größer als in der Thoraxchirurgie.

Zudem können beim „Melken" unkalkulierbar hohe Drücke bis –400 cm Wassersäule erzeugt werden, die durchaus geeignet sind, Parenchymschäden zu provozieren.

> Das prophylaktische Melken oder Strippen von Thoraxdrainagen ist ineffektiv und kann gefährlich sein. Es ist daher obsolet.

9.4.2 Abklemmen

Auch das Abklemmen der Thoraxdrainage – teilweise bis zu 24 h – ist nach wie vor eine weitverbreitete Maßnahme, mit der vermeintlich der Erfolg der Behandlung „definitiv" überprüft und die Entscheidung zum Drainagezug auf eine sichere Grundlage gestellt werden kann.

Hiervor kann nur gewarnt werden. Mit dem Abklemmen wird der Zustand ohne Drainage simuliert. Dabei kann nicht kontrolliert werden, was tatsächlich intrathorakal bzw. intrapleural geschieht. Gerade bei problematischen Verläufen kann dies zu teilweise klinisch relevanten Problemen führen, zumal die Patienten in der Regel nicht überwacht werden. Zudem bedeutet das Abklemmen zumeist

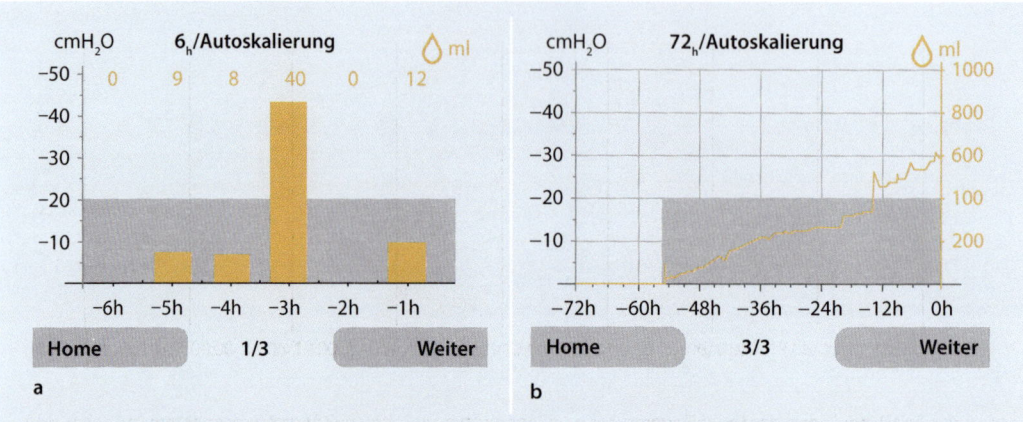

Abb. 9.2a,b Display Fluid

eine relevante Verzögerung bis zur tatsächlichen Entfernung der Drainage mit allen damit verbundenen Konsequenzen.

Mit elektronischen Drainagesystemen können alle für den Drainagezug relevanten Informationen generiert werden.

> Das Abklemmen der Thoraxdrainage vor deren Entfernung ist überflüssig und kann gefährlich sein. Zudem führt es zu unnötigen Verzögerungen hinsichtlich Drainagezug und ggf. Entlassung des Patienten.

9.4.3 Hustentest

Mit dem Hustentest soll die Dichtigkeit des Lungenparenchyms überprüft werden. Der Patient wird – bei Verwendung klassischer Drainagesysteme mit Wasserschloss – aufgefordert, kräftig zu husten. Zeigen sich dann Luftblasen im Wasserschloss, soll dies ein Hinweis auf eine fortbestehende Parechymleckage sein.

Auch diese Vorgehensweise ist ebenso häufig geübt wie sinnlos! Fast immer gelingt es, durch einen kräftigen Hustenstoß die eine oder andere Luftblase zu mobilisieren, die dann als Grund dafür herhalten muss, dass die Drainage nicht entfernt wird. Zudem kann diese Praxis – gerade bei Patienten mit einem fortgeschrittenen Lungenemphysem – problematisch sein.

Auch hier gilt, dass die modernen, elektronisch geregelten Systeme, die sehr empfindlich sind und kleinste Parenchymleckagen detektieren, alle erforderlichen Informationen aktuell und im Verlauf (Heilung ist ein dynamischer Prozess!) liefern, so dass die Drainage zeitnah, sicher und ohne unnötige Verzögerungen entfernt werden kann.

9.5 Drainage nach Pneumonektomie

Die Frage, ob und wie eine Pneumonektomiehöhle drainiert werden soll, wird immer wieder gestellt. Auch hierzu gibt es keine Leitlinien, geschweige denn klinische Studien, die es erlauben würden, eine wissenschaftlich gestützte Aussage zu treffen.

Es gibt Thoraxchirurgen, die nach einer Pneumonektomie gänzlich auf eine Thoraxdrainage verzichten. Eine häufig(er) geübte Praxis ist es, postoperativ für 12–24 h eine Drainage zu belassen, die jedoch mit einer Klemme versehen ist und entsprechend dem Behandlungsprotokoll der jeweiligen Klinik in definierten Intervallen geöffnet wird, um die geförderte Drainagemenge zu erfassen. In der Praxis des Autors geschieht dies stündlich bis zum Morgen des ersten postoperativen Tages – danach wird die Drainage bei unauffälligem Verlauf entfernt.

Es kann nur davor gewarnt werden, die Drainage zur Atmosphäre hin offen zu lassen oder gar einen subatmosphärischen Druck durch eine wie auch immer geartete Sogquelle zu generieren. Dies kann für den Patienten zumindest sehr unangenehm, wenn nicht gar lebensbedrohlich werden, wenn sich nämlich das Mediastinum massiv zur operierten Seite hin verschiebt („mediastinal shift"). Die Symptome und Folgen sind die gleichen wie bei einem – sehr selten klinisch relevanten – Spannungspneumothorax: Abknicken der großen Venen der oberen Köperhälfte, obere Einflussstauung, Low-cardiac-input-Syndrom mit der Folge der massiven Kreislaufdepression und Vernichtungsangst beim Patienten.

Auch das „Anlegen" eines sehr geringen „negativen" Druckes kann die beschriebene Kaskade auslösen, der Mediastinalshift kann in seltenen Fällen – insbesondere in den ersten Stunden postoperativ – auch bei abgeklemmter oder nicht vorhandener Drainage auftreten. In dieser Situation muss die Pneumonektomiehöhle belüftet werden. Das ist sehr einfach möglich, wenn eine Drainage einliegt, durch die für einen kurzen Augenblick – in der Regel genügen hier wenige tiefe Atemzüge des Patienten – zur Atmosphäre hin belüftet wird.

> Nach Pneumonektomie kann es gefährlich sein, eine Thoraxdrainage zur Atmosphäre hin offen zu lassen oder gar einen subatmosphärischen Druck zu generieren. Dies kann Symptome und Konsequenzen hervorrufen, die denen eines relevanten Spannungspneumothorax gleichen.

9.6 Beatmeter Patient

Grundsätzlich benötigt ein beatmeter Patient, der mit einer Thoraxdrainage versorgt ist – ganz gleich, welche Indikation zugrunde liegt – keine aktive Sogquelle. Das Beatmungsgerät presst die Beatmungsluft via Trachea und Bronchien durch das Lungenparenchym in den Pleuraspalt (bei Vorliegen einer Parenchymleckage) und von dort durch die Thoraxdrainage(n) nach extrakorporal.

Tritt bei einem beatmeten Patienten ein sogenanntes Weichteil- oder Subkutanemphysem auf (◘ Abb. 9.3), so wird die Lösung in aller Regel nicht die Generierung eines subatmosphärischen Druckes sein, sondern eine korrekte bzw. in der individuellen Situation adäquat positionierte Drainage. Grundsätzlich ist in diesen Situationen vor Aktionismus, d.

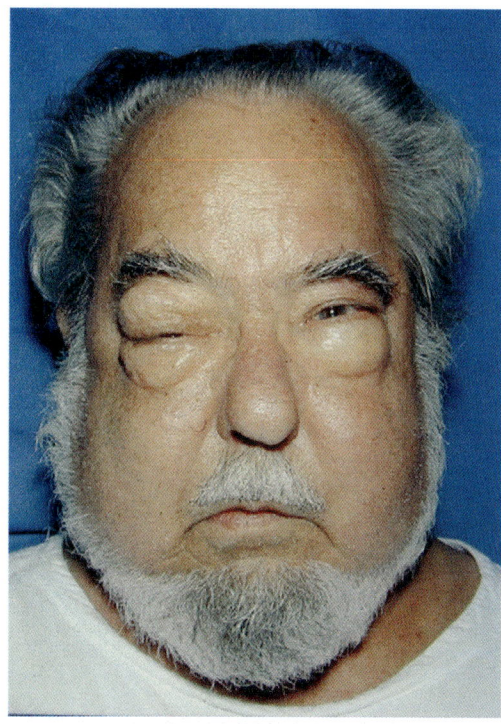

◘ Abb. 9.3   Weichteilemphysem

h. vor dem Legen zahlreicher Drainagen, zu warnen. Ein oder zwei richtig positionierte Drainagen sowie die erforderliche Geduld – beim Arzt ebenso wie beim Patienten – werden das Problem in den allermeisten Fällen auf konservativem Weg lösen.

9.7 Mythen

Spricht man von Thoraxdrainagen, Thoraxdrainagesystemen und deren Handhabung, so kommt man unweigerlich zu dem Punkt, an dem Mythen aus der Welt geschafft werden müssen:

Mythos Nr. 1: Wasserschloss ist kein Sog

Das Heberprinzip beruht auf dem exakten Gegenteil dieser Aussage! Es macht sich die Höhendifferenz zwischen zwei Kompartimenten, in unserem Fall zwischen Thorax bzw. Pleuraspalt und Drainagegefäß, bei flüssigkeitsgefülltem Schlauch zunutze. Der subatmosphärische Druck, der im Pleuraspalt resultiert, entspricht der Höhendifferenz zwischen Pleuraspalt – in der klinischen Realität dem Thorax – und

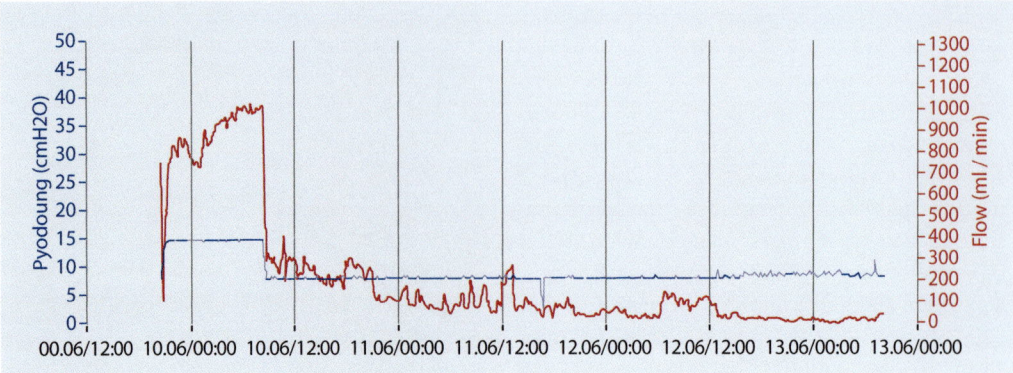

Abb. 9.4 Zusammenhang zwischen Sog und Flow: reduzierter Sog = reduzierter Flow ≠ Leckageheilung! (Mit freundlicher Genehmigung von Alex Brunelli, Leeds)

dem Drainagegefäß. In den meisten Fällen werden dies ca. 60 cm sein. Diesen „negativen" Druck wird aber kaum ein Therapeut bewusst applizieren!

▪▪ Mythos Nr. 2: Parenchymleckagen heilen schneller ohne Sog

Sieht man einmal davon ab, dass die allermeisten Protagonisten, die diesen Mythos „am Leben erhalten", mit dem Wasserschloss im Sinne einer Heberdrainage arbeiten und so relativ hohe „negative" Drücke (vulgo „Sog") verwenden, kann dieser Mythos mit einem sehr einfachen, aber eindrücklichen Beispiel von Alex Brunelli widerlegt werden:

Trinkt man ein Getränk mit einen Strohhalm, so wird man eine bestimmte Menge Flüssigkeit aufnehmen. Saugt man dann stärker an dem Strohhalm, wird man mehr Flüssigkeit trinken können, ohne den Durchmesser des Strohhalms vergrößert zu haben!

Dies kann mit einer Kurve (◘ Abb. 9.4), wie man sie bei Anwendung eines elektronischen Systems erhält, sehr anschaulich verdeutlicht werden: Reduziert man den applizierten Druck, so wird der Flow – Ausdruck der Parenchymleckage – kleiner. Dies ist jedoch kein Hinweis auf ein Abheilen der Leckage!

Literatur

Alex J, Ansari J, Bahalkar P, et al. (2003) Comparisom of immediate postoperative outcome of using conventional two drains versus a single drain after lobectomy. Ann Thorac Surg 76: 1056–1059

Baumann M, Strange C, Heffner J, et al. (2001) Management of Spontaneous Pneumothorax. An American Colllege of Chest Physicians Delphi Consensus Statement. Chest 119: 590–602

Brunelli A, Beretta E, Cassivi SD, Cerfolio RJ, Detterbeck F, Kiefer T, Miserochi G, Shrager J, Singhal S, van Raemdonck D, Varela G (2011) Consensus definitions to promote an evidence-based approach to management oft he pleural space. A collaborative proposal by ESTS, AATS, STS and GTSC. Eur J Cardio-Thorac 40: 291–297

Davies HE, Davies RJO, Davies CWH (2010) Management of pleural infection in adults: British Thoracic Society pleural disease guideline 2010. Thorax 65 (Suppl 2): ii41–ii53. doi:10.1136/thx2010.137026

Gómez-Caro A, Roca MJ, Torres J, et al. (2006) Successful use of a single chest drain postlobectomy instead oft wo classical drains: a randomized study. Eur J Cardio-Thorac 29: 562–566

Halm MA (2007) To strip or not to strip? Physiological effects of chest tube manipulation. Am J Crit Care (2007) 16: 609–612

Haverkamp W, Herth F, Messmann H (2008) Internistische Intensivmedizin. Thieme, Stuttgart

Linder A (2014) Thoraxdrainagen und Drainagesystem – Moderne Konzepte. UNI-MED, Bremen

MacDuff A, Arnold A, Harvey J, on behalf of the BTS Pleural Disease Guideline Group (2010) Management of spontaneous pneumothorax: British Thoracic Society pleural disease guideline. Chest 119: 590–602

Matthys H, Seeger W (2008) Klinische Pneumologie, 4. Aufl. Springer, Berlin

Miserocchi G, Beretta E, Rivolta I (2010) Respiratory mechanics and fluid dynamics after lung resection surgery. Thorac Surg Clin 20: 345–357

Miserocchi G, Negrini D (1977) Pleural space: pressure and fluid dynamics. In: Crystal RG (ed) The Lunge: Scientific Foundations. Raven Press, New York, pp 1217–1225

Okur E, Baysungur V, Tezel C, et al. (2009) Comparison oft he single or double chest tube applications after pulmonary lobectomies. Eur J Cardio-Thorac 35: 32–35

Refai M, Brunelli A, Varela G, Novoa N, Pompili C, Jimenez MF, Aranda JL, Sabbatini A (2012) The values of intrapleural pressure before the removal of chest tube in non-complucated pulmonary lobectomies. Eur J Cardio-Thorac 41: 831–833

Rozeman J, Yellin A, Simansky DA, Shiner RJ (1996) Re-Expansion pulmonary oedema following spontaneous pneumothorax. Respir Med 90: 235–238

Tattersall DJ, Traill ZC, Gleeson FV (2000) Chest drains: does size matters? Clin Radiol 55: 415–421

Wallen MA, Morrison AL, Gillies D, O'Riordan E, Bridge C, Stoddart F (2010) Mediastinal chest drain clearance for cardiac surgery (Review). The Cochrane Libary 2010, Issue 7

Schmerztherapie bei liegender Thoraxdrainage

D. Mergner

10.1 Systemische Schmerztherapie – 108
10.1.1 i.v.-PCA – 108
10.1.2 Orale Opioide – 108
10.1.3 Nichtopioid-Analgetika – 108
10.1.4 Koanalgetika – 109

10.2 Regionalanästhesie – 109
10.2.1 Periduralanästhesie – 109
10.2.2 Paravertebralblockade – 110
10.2.3 Interkostalblockade – 110

10.3 Patienten mit Thoraxdrainage ohne weitere OP – 111

10.4 Opioidabhängige Patienten oder Patienten mit Zustand nach Polytoxikomanie – 111

10.5 Applikation von Lidocaingel – 112

Literatur – 112

© Springer-Verlag Berlin Heidelberg 2016
T. Kiefer (Hrsg.), *Thoraxdrainagen*,
DOI 10.1007/978-3-662-49740-1_10

Patienten, bei denen eine Thoraxdrainage gelegt wurde, können unter erheblichen nozizeptiven (Reizung von Nozizeptoren an der Eintrittsstelle) und neuropathischen (Kompression oder Verletzung von Interkostalnerven) Schmerzen leiden. Starke Schmerzen bei liegender Thoraxdrainage beeinträchtigen das Wohlbefinden des Patienten wesentlich und führen zu ausgeprägten pathophysiologischen Veränderungen. Frühe Mobilisierung, effizientes Abhusten von Schleim und tiefe Atemexkursionen sind nur bei ausreichend guter Schmerzlinderung möglich. Durch unzureichende Atemexkursionen und verminderte Mobilisierung von Sekret in der Lunge wird die Gefahr einer Pneumonie begünstigt. Somit ist eine effektive Schmerztherapie bei liegender Thoraxdrainage ein wesentlicher Baustein in der Behandlung der Thoraxpatienten.

10.1 Systemische Schmerztherapie

Zur systemischen Behandlung von Schmerzen bei liegender Thoraxdrainage werden verschiedene Applikationswege angewandt. So kann die Verabreichung der analgetischen Medikamente oral, parenteral (s. c., i. v.) oder rektal erfolgen. Die orale Gabe der Medikation („by the mouth") ist zu bevorzugen, allerdings richtet sich die Auswahl des Applikationsweges vor allem nach der Schmerzstärke und der Möglichkeit der enteralen Resorption. Gerade in postoperativen Phasen können die Patienten unter Übelkeit, Erbrechen und einer Magen-Darm-Atonie leiden, so dass eine intravenöse Gabe notwendig ist (i.v.-PCA, Kurzinfusion).

Medikament der Wahl ist bei sehr starken Schmerzen ein Opioid. Es können verschiedene hochpotente Opioide (Morphin, Hydromorphon, Oxycodon, Fentanyl, Sufentanil, Piritramid, Pethidin) oder auch niedrigpotente Opioide (Tramadol, Tilidin/Naloxon) verwendet werden. Die Auswahl des Opioids sollte nach Vorerkrankungen des Patienten (z. B. Niereninsuffizienz), nach der Verfügbarkeit in der jeweiligen Klinik und nach den Möglichkeiten der Verabreichung getroffen werden.

Als weitere Optionen der Schmerzbehandlung sollten zusätzlich Nichtopioide wie NSAR (Diclofenac, Ibuprofen), COX-2-Hemmer, Paracetamol oder Metamizol im Sinne des WHO-Stufenschemas eingesetzt werden (Vargas-Schaffer 2010).

10.1.1 i.v.-PCA

Durch die intravenöse Gabe von Schmerzmedikamenten kann eine schnellere Analgesie erreicht werden. Patienten, bei denen eine Thoraxdrainage angelegt wurde, haben häufig große thoraxchirurgische oder abdomino-thoraxchirurgische Eingriffe hinter sich. Bei stärkeren Schmerzen durch die Thoraxdrainage in der frühen postoperativen Phase ist die patientenkontrollierte intravenöse Analgesie eine bessere Möglichkeit für eine effiziente Schmerztherapie als konventionelle Applikationswege in Form einer subkutanen Gabe oder einer Kurzinfusion bei Bedarf. Bei opioidnaiven Patienten sollten ausschließlich intermittierende Bolusgaben erfolgen, da durch kontinuierliche Infusion die Möglichkeit einer Kumulation des Opioids mit erhöhter Gefahr einer Atemdepression besteht.

10.1.2 Orale Opioide

Opioide sind synthetisch hergestellte Medikamente, die eine morphinähnliche Wirkung haben. Sie binden an endogene zentrale und periphere Opioidrezeptoren und wirken stark analgetisch. Typische Nebenwirkungen einer Opioidtherapie sind Atemdepression, Müdigkeit, Schwindel, Sedierung, Übelkeit und Erbrechen, Obstipation und eine Toleranzentwicklung.

Ähnlich wie in der postoperativen Schmerztherapie sind Opioide Medikamente der Wahl bei starken Schmerzen, die durch eine Thoraxdrainage hervorgerufen werden.

Ein effektives Konzept der Schmerzlinderung ist die orale Gabe von retardierten Opioide nach Plan als Basisanalgesie und die zusätzliche Verabreichung von nichtretardierten Opioiden bei Bedarf. Dabei sollte ein Algorithmus entwickelt werden, der es dem Patienten ermöglicht, ein Bedarfsmedikament zu erhalten, auch ohne dass jedes Mal ein Arzt kontaktiert werden muss (Pogatzki-Zahn 2013).

10.1.3 Nichtopioid-Analgetika

Zusätzlich zu den Opioiden sollten Nichtopioid-Analgetika als Basisanalgetika im Sinne einer balancierten Analgesie eingesetzt werden. Diese Kombination erreicht durch unterschiedliche Wirkmechanismen eine verbesserte Qualität der Schmerzlinderung, eine Senkung des Opioidverbrauchs und eine Reduktion der Nebenwirkungsrate der Einzelsubstanzen.

Zu den Nichtopioid-Analgetika zählen:

- **Metamizol**

Von Vorteil sind fehlende hepatische, renale und gastrointestinale Nebenwirkungen. Unverträglichkeiten und Kreislaufreaktionen können als unerwünschte Begleiterscheinungen auftreten, außerdem ein in der Literatur unterschiedlich bewertetes Risiko einer Agranulozytose (1:3.000-1:500.000).

- **Paracetamol**

Die Gabe von Paracetamol führt nur zu einer geringen Reduktion des Opioidbedarfs und zu keiner Reduktion opioidinduzierter Nebenwirkungen. Die gefährlichste Nebenwirkung von Paracetamol ist die Lebertoxizität, die schon bei geringer Überschreitung der Tageshöchstdosen auftreten kann.

- **NSAR und Coxibe**

Traditionelle nichtsteroidale Antirheumatika wirken analgetisch, antiphlogistisch und antipyretisch. Bei den Nebenwirkungen sind vor allem die Risiken für gastrointestinale Komplikationen, akutes Nierenversagen und kardiovaskuläre Komplikationen zu beachten.

10.1.4 Koanalgetika

Schmerzen durch eine liegende Thoraxdrainage haben typischerweise auch einen neuropathischen Schmerzcharakter und sind von stechender und einschießender Qualität. Dies ist durch die Lage der Thoraxdrainage ganz in der Nähe der Interkostalnerven bedingt, wodurch es zu Nervenirritationen kommen kann. Deshalb sollte eine Behandlung der Beschwerden auch immer mit Medikamenten gegen neuropathische Schmerzen erfolgen.

Das günstigste Nebenwirkungs-/Wirkungsprofil in der Behandlung von neuropathische Schmerzen durch die Thoraxdrainage haben dabei die Antikonvulsiva, z. B. Pregabalin und Gabapentin. Beide Medikamente wirken auf die α_2-δ-Einheit spannungsabhängiger Kalziumkanäle und reduzieren dadurch den Kalziumeinstrom in die Nervenzelle.

Neben seinem analgetischen Effekt wirkt Pregabalin auch anxiolytisch und schlaffördernd (Baron 2015).

10.2 Regionalanästhesie

10.2.1 Periduralanästhesie

Therapie der Wahl und effektivste Methode zur Behandlung der Schmerzen von Patienten mit liegender Thoraxdrainage ist die Anlage einer thorakalen Periduralanästhesie (PDA). Bei der Periduralanästhesie handelt es sich um ein rückenmarksnahes regionalanästhesiologisches Verfahren, bei dem ein Lokalanästhetikum, häufig in Kombination mit einem Opioid und/oder auch einem α_2-Adrenozeptoragonisten, in den Periduralraum appliziert wird. Für die Analgesie bei liegender Thoraxdrainage muss die PDA auf thorakaler Höhe (Th4–Th10) gelegt werden. Es gibt zwei Möglichkeiten: 1. die singuläre PDA, also eine Einmalinjektion, und 2. die kontinuierliche PDA mit liegendem Katheter, welche in der Mehrheit der Fälle eingesetzt wird.

Als Kontraindikationen gegen die PDA gelten eine Ablehnung durch den Patienten, Gerinnungsstörungen, Infektionen im Punktionsbereich oder Allergien gegen Lokalanästhetika.

Es können verschiedenen Nebenwirkungen und Komplikationen durch eine PDA entstehen:
- Durch eine Blockierung von Fasern des sympathischen Nervensystems wird eine Sympathikolyse bewirkt, die zu einem ausgeprägten therapiebedürftigen Blutdruckabfall führen kann.
- Während der Punktion kann es zu Verletzungen der Dura mater durch die Tuohy-Nadel kommen. Infolge der Duraperforation können aufgrund eines Verlustes von Liquor postpunktionelle Kopfschmerzen auftreten.
- Im Falle einer spinalen Punktion und der versehentlichen Gabe des Lokalanästhetikums in den Spinalraum kann eine hohe Spinalanästhesie mit massivem Blutdruckabfall, Atemdepression und ausgeprägter Bradykardie resultieren.
- Durch Fehlpunktionen kann es auf thorakaler Höhe zu Verletzungen des Rückenmarks kommen, die neuropathische Schmerzen und Lähmungserscheinungen verursachen können.

- Durch Gefäßverletzungen im Periduralraum können peridurale Hämatome entstehen, die durch Druck auf das Rückenmark zu neurologischen Ausfällen bis hin zur Querschnittslähmung führen können.
- Eine weitere schwerwiegende Komplikation ist der peridurale Abszess, der sich durch unsteriles Vorgehen bei der Anlage, hämatogene Aussaat oder in der Nähe liegende infizierte Bereiche bilden kann. Auch dabei kann es zu neurologischen Ausfällen bis hin zur Tetraplegie kommen.
- Weiterhin können aufgrund systemischer Nebenwirkungen des Lokalanästhetikums neuro- bzw. kardiotoxische Symptome auftreten.

Die Verabreichung des Opioid-/Lokalanästhetika-Gemisches kann auch über ein patientenkontrolliertes System (patientenkontrollierte epidurale Applikation) erfolgen. Damit werden eine bessere Effektivität der Schmerzlinderung und eine bessere Steuerbarkeit durch den Patienten erreicht.

10.2.2 Paravertebralblockade

Die Paravertebralblockade ist ein Verfahren der rückenmarksnahen Regionalanästhesie, deren analgetische Wirkung vergleichbar ist mit der der Periduralanästhesie, deren Nebenwirkungsprofil aber wesentlich günstiger ist. Somit kann die Paravertebralblockade sehr gut zur Behandlung von Schmerzen bei liegender Thoraxdrainage eingesetzt werden.

Der Paravertebralraum ist ein dreieckiger Bereich lateral des Wirbelkörpers, der ventral von der Pleura parietalis, dorsal vom Ligamentum costotransversum und medial vom Wirbelkörper begrenzt wird. In diesem Bereich befinden sich der Spinalnerv mit dem Ramus ventralis und dorsalis und prä- und postganglionäre Fasern des sympathischen Nervensystems. Durch die Betäubung kann eine einseitige sympathische, motorische und sensible Blockade erzielt werden.

Die Nebenwirkungen und Komplikationen der Paravertebralblockade sind:
- Durch eine versehentliche Punktion der Pleura parietalis kann ein Pneumothorax entstehen. Wenn die Paravertebralblockade zur Schmerzlinderung bei liegender Thoraxdrainage angewendet wird, dann wird der Pneumothorax durch diese auch gleich behandelt.
- Selten kann ein Horner-Syndrom durch eine Blockade des Ganglion stellatum, welches auf Höhe des 1. Brustwirbels liegt, entstehen.
- Bei akzidentieller Durapunktion kann eine hohe Spinalanästhesie verursacht werden.
- Bei versehentlicher intravasaler Injektion des Lokalanästhetikums kann es zu kardialen (Herzrhythmusstörungen) sowie neurologischen (Krampfanfall) Komplikationen kommen.
- Ebenso können allergische Reaktionen auf das Lokalanästhetikum auftreten.
- Wie bei anderen regionalanästhesiologischen Verfahren kann die Wirkung versagen.

Die Paravertebralblockade wird nicht so häufig angewandt und ist nicht so einfach in der Durchführung.

■ ■ ■ Durchführung der Paravertebralblockade
- Seitlage des Patienten mit der zu blockierenden Seite nach oben.
- Punktion 3 cm ipsilateral des Oberrandes des zu blockierenden Dornfortsatzes in der Medianlinie nach Lokalanästhesie mit einer 10 cm langen Stimulationskanüle.
- Senkrecht zur Haut punktieren, nach circa 4 cm wird ein Knochenkontakt mit dem Querfortsatz erreicht.
- Dann wird die Kanüle bis knapp unter die Haut zurückgezogen und im Winkel von 10° nach kranial korrigiert.
- Die Kanüle wird mit der Widerstandsverlustmethode (mit Luft) max. 1,5 cm über die Knochenkontaktmarkierung weitergeschoben.
- Nach dem Widerstandsverlust kann bei negativer Aspiration das Lokalanästhetikum injiziert werden (z. B. 20 ml Ropivacain 0,75 %).

10.2.3 Interkostalblockade

Eine weitere Möglichkeit der peripheren Regionalanästhesie ist die Interkostalblockade. Die Interkostalnerven entstehen aus den Rami ventrales der jeweiligen Spinalnerven beidseits auf Höhe aller thorakalen Segmente. Sie verlaufen am Unterrand jeder Rippe zusammen mit jeweils einer Arterie und einer Vene zwischen den Mm. intercostalis externus und internus und versorgen motorisch diese Zwischenrippenmuskulatur und einen Teil der Bauchmuskulatur und sensibel die Haut streifenförmig im Verlauf der Rippen auf Höhe des jeweiligen Segmentes.

Durch eine Blockade mit Lokalanästhetikum können gezielt die Nerven auf Höhe der Lage der Thoraxdrainagen anästhesiert werden. Die Thoraxdrainagen liegen normalerweise im 3. Interkostalraum medioklavikulär (Monaldi-Drainage) oder zwischen dem 3. und 6. Interkostalraum (Bülau-Drainage) der vorderen oder mittleren Axillarlinie; dementsprechend wird die Blockade durchgeführt.

Das Verfahren kann bei starken Schmerzen nach Anlage der Thoraxdrainage oder gleich intraoperativ während der Thorakotomie als singuläre Injektion oder als Kathetertechnik angewandt werden.

Absolute Kontraindikationen gegen diese Schmerzbehandlung sind eine Ablehnung durch den Patienten, Gerinnungsstörungen, Infektionen im Punktionsbereich oder Allergien gegen das Lokalanästhetikum. Relative Kontraindikationen bestehen aufgrund der Gefahr des Auftretens hoher Plasmaspiegel der Lokalanästhetika bei akutem Myokardinfarkt, Herzrhythmusstörungen und Epilepsie.

Wegen der Nähe zur Arteria und Vena intercostalis ist bei der Interkostalblockade mit einer sehr hohen systemischen Resorptionsrate der Lokalanästhetika mit den entsprechenden zu erwartenden kardialen (Herzrhythmusstörungen) und zerebralen (Krampfanfall) Nebenwirkungen zu rechnen. Eine weitere typische Komplikation bei transkutaner Anlage einer Interkostalblockade ist der Pneumothorax. Da aber die Blockade gegen die Schmerzen einer bereits liegenden Thoraxdrainage angewandt wird, kann diese Komplikation vernachlässigt werden.

■ ■ Durchführung der Interkostalblockade
- Die Interkostalblockade kann im Sitzen (am Angulus Costae) oder in Seitlage mit dem Arm über dem Kopf in der hinteren Axillarlinie durchgeführt werden.
- Der Unterrand der Rippe wird getastet, und nach gründlicher Desinfektion wird eine lokale Hautbetäubung gesetzt.
- Danach wird die Haut über der Rippe mit einer Hand leicht nach oben gezogen und mit einer dünnen Kanüle (25 G) in Richtung des Unterrands der Rippe bis zum Knochenkontakt punktiert.
- Bei Knochenkontakt lässt man die Spannung der Haut los und schiebt die Kanüle maximal 2–3 mm weiter unterhalb der Rippe. Aufgrund der Gefahr der Pleuraverletzung mit Entstehung eines Pneumothorax sollte ein tieferes Eindringen der Kanüle vermieden werden.
- Dann werden circa 4–6 ml Lokalanästhetikum (z. B. Ropivacain 0,75 %) injiziert.
- Da sich die Innervationsgebiete der Interkostalnerven überlappen, sollten die Segmente oberhalb und unterhalb der Thoraxdrainage infiltriert werden.

10.3 Patienten mit Thoraxdrainage ohne weitere OP

Patienten, bei denen z. B. aufgrund eines Spontanpneumothorax eine Thoraxdrainage gelegt wurde, die aber keine weitere Operation hinter sich haben, leiden insgesamt unter weniger Schmerzen. Bei korrekter Indikationsstellung und Einverständnis der Patienten sollte hier möglichst eine Regionalanästhesie durchgeführt werden, da diese mit weniger systemischen Nebenwirkungen behaftet ist. Bei Kontraindikationen oder Ablehnung durch den Patienten sollte das WHO-Stufenschema ja nach Schmerzintensität und Möglichkeiten zur Atemtherapie eingesetzt werden.

10.4 Opioidabhängige Patienten oder Patienten mit Zustand nach Polytoxikomanie

Bei opioidabhängigen oder ehemals opioidabhängigen Patienten oder bei Patienten, die an einem Substitutionsprogramm teilnehmen, sollte möglichst immer ein regionalanästhesiologisches Verfahren eingesetzt werden, sofern keine spezifischen Kontraindikationen oder eine Ablehnung durch den Patienten besteht. Zusätzlich zu diesen Verfahren sollten

Nichtopioide und Koanalgetika zur Optimierung der Schmerztherapie eingesetzt werden.

Auch Opioide können bei abhängigen oder ehemals abhängigen Patienten je nach Schmerzintensität zur Analgesie eingesetzt werden. Dabei sollte nach WHO-Stufenschema zunächst mit einem niedrigpotenten Opioid (Tilidin/Naloxon oder Tramal) begonnen und nach Bedarf dann gegebenenfalls auf ein hochpotentes Opioid gesteigert werden. Dabei sollte die retardierte Form der Medikation bevorzugt werden.

Eine analgetische Unterversorgung und negativer Stress sollten beim Suchtpatienten unbedingt vermieden werden.

10.5 Applikation von Lidocaingel

Eine Möglichkeit der Reduktion von Schmerzen, die durch Thoraxdrainagen entstehen, ist auch die Applikation von 2%igem Lidocaingel in ausreichender Menge über die gesamte Länge der Thoraxdrainage vor Anlage, so dass das Gel an der Eintrittsstelle und den Kontaktstellen an der Thoraxwand haften bleibt (Kang et al. 2014).

Literatur

Baron R (Hrsg) (Stand 08/2015) S1-Leitlinie „Pharmakologisch nicht-interventionelle Therapie chronisch neuropathischer Schmerzen". AWMF-Registernummer: 030/114, www.awmf.org/fileadmin/user_upload/Leitlinien/030_D_Ges_fuer_Neurologie/030-114i_S1_Neuropathische_Schmerzen_Therpie_2014-01.pdf

DIVS (Hrsg) (Stand: 21.05.2007, inkl. Änderungen vom 20. 04. 2009; z. Zt. In Überarbeitung) S3-Leitlinie „Behandlung akuter perioperativer und posttraumatischer Schmerzen". AWMF-Register Nr. 041/001

Kang H, Chung YS, Choe JW, Woo YC, Kim SW, Park SJ, Hong J (2014) Application of Lidocaine Jelly on Chest Tubes to Reduce Pain Caused by Drainage Catheter after Coronary Artery Bypass Surgery. J Korean Med Sci 29: 1398–1403

Pogatzki-Zahn E (2013) Update Postoperative Schmerztherapie. Refresher Course No. 39, April 2013

Vargas-Schaffer G (2010) Is the WHO analgesic ladder still valid? Twenty-four years of experience. Can Fam Physician 6: 514–517

Physiotherapie bei Drainagepatienten

K. Süss

11.1 Unzureichende Mobilität – 114

11.2 Schmerzproblematik – 114

11.3 Sekreteliminierung – 115

11.4 Husten – 116

11.5 Dyspnoe – 116

11.6 Delir/Demenz – 116

11.7 Empyempatient unter Drainagetherapie – 117

11.8 Exkurs Palliativmedizin – 117

Weiterführende Literatur – 117

© Springer-Verlag Berlin Heidelberg 2016
T. Kiefer (Hrsg.), *Thoraxdrainagen*,
DOI 10.1007/978-3-662-49740-1_11

Wiewohl das Thema Physiotherapie bei Patienten mit Thoraxdrainagen sehr relevant ist, gibt es bislang keine Studien dazu und somit auch keine Aussagen über evidenzbasierte Therapien in diesem Bereich. Der in diesem Kapitel beschriebene Therapieansatz ist problemorientiert und funktionell. Gerade in Zeiten knapper Personalressourcen ist es von Bedeutung, Risikopatienten schnell zu erkennen und Folgeschäden durch die Drainagetherapie zu vermindern.

Die Frage, ob jeder Patient, der mit einer Thoraxdrainage behandelt wird, physiotherapiert werden muss, ist strittig. Aus der eigenen Erfahrung ist die Zuhilfenahme der folgenden Checkliste bei der Indikationsstellung zur Therapie hilfreich. Sie ist bewusst vereinfacht und geht nicht gesondert auf die verschiedenen Ursachen einer Drainagetherapie ein, sondern auf die allgemeinen Folgen einer Drainage im Sinne von Schonhaltung und Schonatmung.

> Wird nur eine der folgenden Fragen mit Ja beantwortet, ist der Patient therapiebedürftig:
> — Unzureichende Mobilität?
> — Schmerzproblematik?
> — Sekretproblematik?
> — Dyspnoe vorhanden?
> — Sonderproblematik Delir/Demenz?

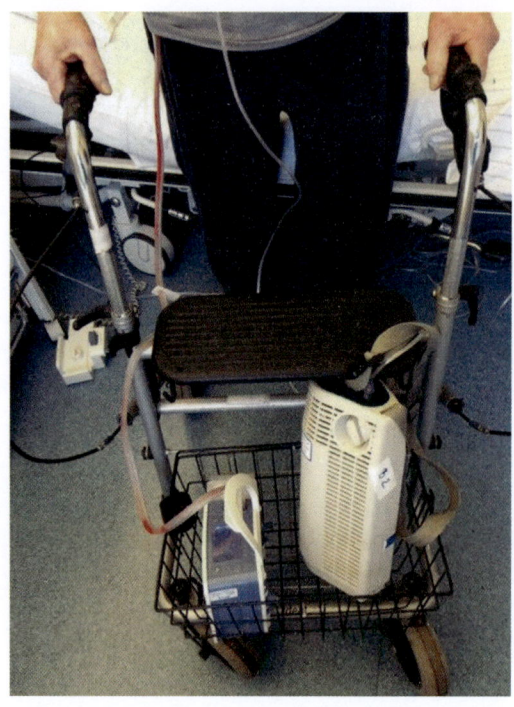

Abb. 11.1 Versorgung des Patienten mit Rollator

11.1 Unzureichende Mobilität

Die Mobilität eines Patienten kann durch Gehtraining verbessert werden. Für die Planung von Bedeutung ist die Beantwortung folgender Fragen:
— Ist die Verbesserung durch Gehtraining nur in therapeutischer Begleitung möglich?
— Erfolgt das Gehtraining unter atemtherapeutischen Aspekten?
— Ist eine Versorgung mit Hilfsmitteln wie Rollator/Gehwagen notwendig (● Abb. 11.1)?

Ein Ziel des Gehtrainings ist es, die Selbsteinschätzung des Patienten in Bezug auf das Gehtempo und das Timing von Pausen zu optimieren.

In diesem Zusammenhang ist eine enge Zusammenarbeit mit dem Sozialdienst bzw. dem Fallmanager von Bedeutung, um die häusliche Situation zu klären:
— Alleinstehend?
— Pflegestufe?
— Treppen zu bewältigen?
— Sauerstoffversorgung?
— Activities of Daily Living, ADL-Training etc.?

11.2 Schmerzproblematik

Hier kann die Physiotherapie durch folgende Maßnahmen positiv einwirken:
— Detonisierende Maßnahmen aus der klassischen Massage, „atemstimulierende" Einreibungen
— Physikalische Maßnahmen wie TENS (transkutane elektrische Nervenstimulation) bzw. Taping

– Allgemeine Entspannungsverfahren aus den Bereichen
  – Qi Gong/Meditation
  – Feldenkrais
  – Osteopathie etc.

11.3 Sekretelimininierung

■ **Vorbereitende Maßnahmen**
Eventuell vorbereitende Maßnahmen sind: Feuchtinhalation mit NaCl, gegebenenfalls auch hochprozentig, oder mit Salbutamol (verbessert u. a. die mukoziliäre Clearance) in Rücksprache mit dem Arzt.

■ **Modifizierte autogene Drainage**
Die Atemtherapie mit der modifizierten autogenen Drainage (MAD) ist eine in Belgien entwickelte Methode zum Sekretmanagement bei zystischer Fibrose. Sie wurde in Deutschland von Rita Kieselmann abgewandelt und kann bei allen Krankheitsbildern mit Sekretverhalt angewendet werden. Der Patient soll die Therapie nach Einweisung durch einen geschulten Physiotherapeuten eigenständig durchführen, oft auch in Kombination mit Inhalation oder PEP-Systemen (s. unten). Das Hauptwirkprinzip beruht auf den atemsynchronen Bronchialkaliberschwankungen.

■ **Positive-Expiratory-Pressure-Systeme**
Beim Einsatz von Positive-Expiratory-Pressure (PEP)-Systemen mit und ohne Oszillation (◘ Abb. 11.2) werden Flow und Druck im Bronchialsystem therapeutisch optimal genutzt. Vereinfacht ausgedrückt: Je weiter peripher das Sekret sich befindet, desto tiefer muss eingeatmet werden, um Luft hinter das Sekret zu befördern. Durch eine endinspiratorische Pause sollen Kollateralen geöffnet und Distributionsstörungen vermindert werden. Die Exspirationsphase dient zum weiteren Transport des Sekrets in die zentralen Atemwege. Je zentraler das Sekret „hochgeatmet" wurde, desto kürzer ist die Inspirationsphase und umso länger die Exspirationsphase zum weiteren Transport des Sekrets in Richtung Rachen.

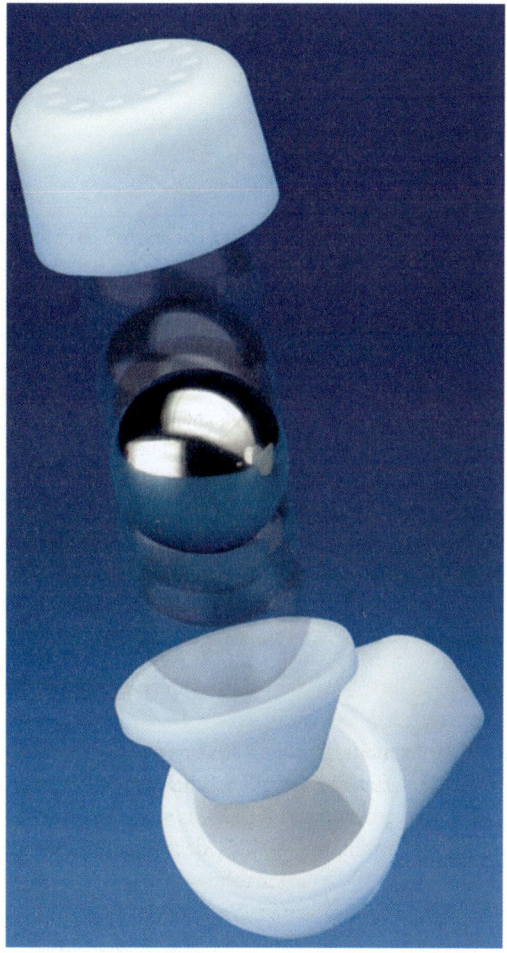

◘ **Abb. 11.2** Beispiel für ein PEP-System mit Oszillation (VRP1). (Aus Roth u. Kiefer 2013, mit freundlicher Genehmigung der Fa. Covidien)

■■ **Anmerkung zur „Streitfrage": Sollen ein- oder ausatembetonende Techniken angewendet werden?**
Die oft diskutierte Frage, ob einatembetonende oder ausatembetonende Techniken angewendet werden sollen, ist wohl eher akademisch. Damit zum Beispiel ein Incentive Spirometer effektiv benutzt werden kann, muss der Patient zunächst einmal vermehrt ausatmen, um dann wieder vertieft einzuatmen. Den ausatembetonenden Techniken – z. B. Blasen in die Blow-Bottle oder Aufblasen eines Sekretbeutels – geht umgekehrt eine vertiefte Inspiration voraus,

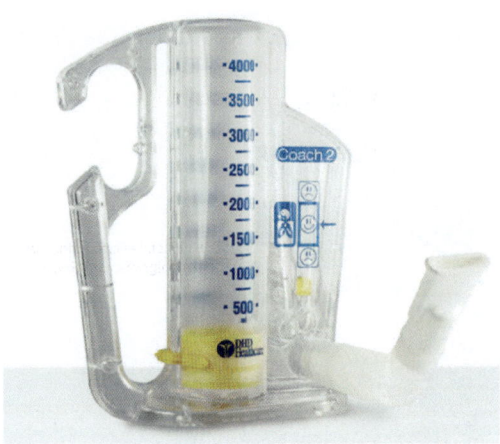

Abb. 11.3 Beispiel für ein Incentive Spirometer (Coach2). (Aus Roth u. Kiefer 2013, mit freundlicher Genehmigung der Fa. Smiths Medical)

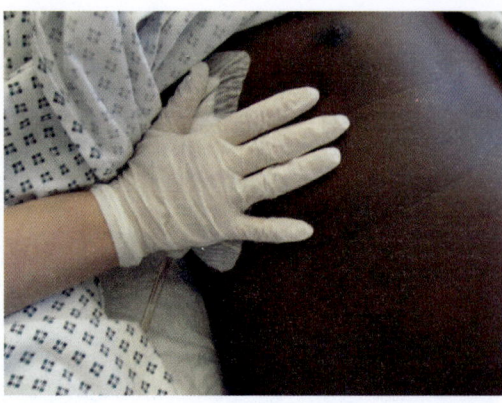

Abb. 11.4 Atemlenkung durch Kontaktatmung

damit der Patient überhaupt das nötige Volumen zur Exspiration aufbringen kann. Auch hier ist es wichtig, dass der Patient genau angeleitet wird, um sich nicht zu gefährden.

Allen Techniken gemeinsam sind eine verbesserte Ventilation sowie eine Verminderung von Distributionsstörungen.

11.4 Husten

Bei Pneumothoraxpatienten mit großem Fistelvolumen ist es erforderlich, eventuell vorhandenes Sekret möglichst ohne hohe Drücke zu eliminieren. Eine Hustenalternative ist das aus England stammende „Huffing" mit offener Glottis: Es verhindert die Spitzendrücke, die sich sonst bei normalen Hustenstößen mit geschlossener Glottis aufbauen. Wichtig ist es zudem, das Sekret zuerst in die zentralen Atemwege zu atmen und den Hustenreiz möglichst lange zu unterdrücken. Auftrag in Patientensprache: „Hauchen Sie einen gedachten Spiegel (Brille) an!"

Unter diesen Umständen sollte ein weiterer Einsatz von Incentive Spirometern (Abb. 11.3) nur nach Rücksprache mit dem behandelnden Arzt erfolgen.

Bei Reizhusten wird der Patient angeleitet, vor allen Dingen auf eine korrekte Nasenatmung und Befeuchtung des Rachenraumes zu achten (warme Getränke etc.). Über den Mund sollten keine extensiven Atemmanöver durchgeführt werden.

11.5 Dyspnoe

Die Physiotherapie kann den Umgang mit Atemnot erleichtern durch
— schmerzfreie Lagerung,
— Minderung des Lufthungers durch Öffnen des Fensters oder Einsatz eines Taschenfächers,
— Kontaktatmung (Abb. 11.4).

Wahrnehmungsübungen wie „Die Reise durch den Körper" sind eine gute Methode, durch bewusstes Lenken der Aufmerksamkeit des Patienten auf die Auflageflächen seines Körpers die Panik zu lindern und die Atmung reflektorisch zu vertiefen. Die Physiotherapeutinnen Schaarschuch und Haase entwickelten in diesem Zusammenhang ein eigenes Konzept zur Verbesserung der Atem- und Körperwahrnehmung, die sogenannte Lösungstherapie.

11.6 Delir/Demenz

Demente oder delirante Patienten stellen eine besondere Herausforderung an das gesamte interdisziplinäre Team dar. Die Patienten sind nicht in der Lage, gezielte Atemtechniken adäquat umzusetzen.

In diesen Situationen kann es sich lohnen, kreativ zu werden und die Patienten eher spielerisch zu „Puste- oder Atemmanövern" zu bewegen. Viele Patienten leiden unter Bettflucht, und eine frühzeitige Mobilisierung in Zusammenarbeit mit den Pflegekräften ist angezeigt.

11.7 Empyempatient unter Drainagetherapie

Eine Minimierung der Schwartenbildung in Bereich der Pleura parietalis zu erreichen ist ein Therapieansatz, der erst nach Entfernung der Drainage wirklich gezielt angegangen werden kann. Vorher müssen unbedingt die Schonhaltung/-atmung vermieden und vorsichtig Dehnlagen angebahnt werden. Später ist es das Ziel, maximale Dehnung zu erreichen durch Ausnutzung der Retraktionskraft der Lunge und Zug am Thorax. Das heißt, der Patient verstärkt während der Exspirationsphase die Dehnung durch Schub des Armes über den Kopf und/ oder erhöht die Dehnung vom Becken aus etc.

> Bei Patienten nach Pleurodese ist eine Verödung erwünscht, und Dehnlagen sind kontraindiziert!

11.8 Exkurs Palliativmedizin

In der Palliativmedizin herrschen eigene Regeln, die immer wieder neu zwischen Physiotherapeut und Patient definiert werden. Der Patient kann die Therapie jederzeit abbrechen oder abändern. Oft können auch die Angehörigen in die Therapie miteingebunden werden (zum Beispiel bei Ausstreichungen, Abhusthilfen usw.). Es geht um ganz unterschiedliche Therapieangebote oder Wünsche des Patienten. Wichtig ist es, eine vertrauensvolle Atmosphäre aufzubauen. Manchmal genügt es, als Physiotherapeut einfach nur „da zu sein."

Linder A (2014) Thoraxdrainagen und Drainagesystem – Moderne Konzepte. UNI-MED, Bremen
Roth M, Kiefer T (2013) Physiotherapie in der Thoraxchirurgie. Springer, Wien
Weise S, Kardos P, Pfeiffer-Kascha D, Worth H (2008) Empfehlungen zur physiotherapeutischen Atemtherapie, 2. Aufl. Deutsche Atemwegsliga, Bad Lippspringe, und Dustri-Verlag Dr. Karl Feistle, München – Orlando

Weiterführende Literatur

Arbeitskreis Qi Gong und Medizin, www.qigong-und-medizin.de
Haase H (1985) Lösungstherapie in der Krankengymnastik. Pflaum, München

Entfernen einer Thoraxdrainage – praktisches Vorgehen

T. Kiefer

12.1 Kriterien für die Entfernung einer Thoraxdrainage – 120
12.1.1 Flüssigkeit – 120
12.1.2 Luft – 120
12.1.3 Röntgen vor Entfernung der Thoraxdrainage – 121

12.2 Entfernen der Thoraxdrainage – praktische Vorgehensweise – 121

Literatur – 122

12.1 Kriterien für die Entfernung einer Thoraxdrainage

Der „richtige" Zeitpunkt, an dem eine Thoraxdrainage entfernt werden kann, wird im Wesentlichen von zwei Parametern bestimmt: Luftleckage und Flüssigkeitsproduktion.

12.1.1 Flüssigkeit

Was das Kriterium „Flüssigkeitsproduktion" anbelangt, ist in den vergangenen 20 Jahren eine zunehmende Liberalisierung eingetreten. Lag die Grenze, bei der eine Thoraxdrainage entfernt werden konnte, in den 70er Jahren des vorherigen Jahrhunderts noch bei maximal 100 ml/24 h, so haben mittlerweile zahlreiche Studien (Brunelli et al. 2011) gezeigt, dass nach thoraxchirurgischen Standardresektionen 400 ml/24 h – in einer Studie (Bjerregaard et al. 2014) sogar 500 ml/24 h – eine sichere Entfernung erlauben, ohne dass es zu klinisch relevanter Ergussbildung kommt. Vorausgesetzt, es handelt sich bei der Flüssigkeit nicht um Blut oder Lymphe.

> Nach thoraxchirurgischen Standardresektionen, wie Lobektomien oder Segmentektomien, ist eine sichere Entfernung der Thoraxdrainage bis zu einer Flüssigkeitsproduktion von 400 ml/24 h möglich.

Nach einer Pleurodese müssen natürlich ganz andere Kriterien zugrunde gelegt werden. Hier erscheint es sinnvoll, die Drainage erst bei einer Drainagemenge unter oder gleich 100 ml/24 h zu entfernen. Aufgrund fehlender Studien hierzu gibt es hierzu leider keinerlei Evidenz.

> Bei der Entscheidungsfindung ist immer der Faktor Zeit, die zugrundeliegende Erkrankung, die durchgeführte Prozedur und die Qualität der drainierten Flüssigkeit in die Überlegung miteinzubeziehen.

12.1.2 Luft

Das zweite Kriterium, das den Zeitpunkt der Entfernung bestimmt, ist die Luftleckage. Ist keine Leckage zu erkennen und ist die Flüssigkeitsproduktion (s. oben) in einem tolerablen Rahmen, kann die Drainage entfernt werden. Die Erfahrung im Umgang mit elektronischen Drainagesystemen zeigt, dass bei kleinen Luftleckagen in einem Bereich von bis zu 20–40 ml/min, die in einem Zeitraum von 6–8 h konstante Werte zeigen, die Drainage ebenfalls ohne Gefahr entfernt werden kann (Linder 2014, eigene Erfahrungen). Grund für diese sehr kleinen „Leckagen" ist die sehr hohe Messempfindlichkeit der elektronischen Drainagesysteme, die selbst kleinste Parenchymleckagen und Undichtigkeiten im System „Patient – Drainagekatheter – Schlauch – elektronisches System" detektieren. In diesen Situationen ist die Beobachtung eines vollkommen stabilen Flows über den Zeitraum von 6–8 h von entscheidender Bedeutung für die Indikationsstellung zur Entfernung der Drainage.

Sind die Kriterien für das Entfernen der Drainage erfüllt, so kann diese – unabhängig davon, wie lange beispielsweise die Operation zurückliegt – entfernt werden.

In der Literatur findet man wenige Angaben über den richtigen Zeitpunkt zur Entfernung der Thoraxdrainage(n) bei den verschiedenen Indikationen. So äußern sich beispielsweise weder die ACCP (Baumann et al. 2001) noch die BTS (MacDuff et al. 2010) in ihren ansonsten sehr ausführlichen Leitlinien zur Behandlung des Pneumothorax zu diesem Punkt.

Auch was den Zeitpunkt der Entfernung der Drainage nach der Sanierung eines Pleuraempyems angeht – sei sie konservativ oder operativ (minimalinvasiv oder via Thorakotomie) –, gibt es keine einheitlichen, erst recht keine evidenzbasierten Aussagen.

Die Leitlinie der British Thoracic Society (Davies et al. 2010) äußert sich zu diesem Punkt nur allgemein (etwa „nach radiologisch dokumentiertem Drainageerfolg").

> Das Abklemmen einer Thoraxdrainage vor deren Entfernung ist überflüssig und

kann gefährlich sein. Mit dem Abklemmen wird eine Situation simuliert, in der keine Drainage vorhanden ist – was im Pleuraspalt bzw. intrathorakal in der Abklemmphase geschieht, ist jedoch ungewiss.

Um den Effekt überprüfen zu können, ist die Durchführung einer Röntgenaufnahme erforderlich. Sind aber die Kriterien für die Entfernung der Drainage erfüllt, stellen Abklemmen und Röntgen unnötige Maßnahmen dar, die Personal und Ressourcen binden, somit Kosten verursachen und zudem eine – wenn auch geringe – Strahlenbelastung bedeuten! Die Drainagezeit wird unnötig verlängert, teilweise um einen ganzen Tag.

12.1.3 Röntgen vor Entfernung der Thoraxdrainage

Die Frage, ob es erforderlich ist, vor Entfernen einer Thoraxdrainage ein Röntgenbild anzufertigen, ist weder abschließend noch apodiktisch zu beantworten. So konnten Bjerregaard et al. (2015) zeigen, dass man mit Sicherheit auf routinemäßig durchgeführte Röntgenbilder verzichten kann. Nur 10 von 1097 routinemäßig angefertigten Röntgenaufnahmen nach minimalinvasiven thoraxchirurgischen Eingriffen (anatomische und extraanatomische Resektionen, Pleurektomien, Biopsien) zogen eine therapeutische Konsequenz nach sich.

In der eigenen klinischen Praxis hat sich gezeigt, dass durch den routinierten Gebrauch eines elektronischen Drainagesystems Röntgenbilder, die früher aufgrund eines Behandlungsprotokolls angefertigt wurden, heute vermieden werden können. Voraussetzung hierfür ist das Vertrauen in das System und die Fähigkeit, die Daten interpretieren zu können.

Ob es bei fehlenden Symptomen nicht zuletzt aus medikolegalen Gründen erforderlich ist, nach Entfernung der Thoraxdrainage ein „abschließendes" Röntgenbild zu erstellen, ist nicht sicher zu sagen. In Deutschland gibt es bisher keine juristische Grundlage, die ein solches Vorgehen verlangen, geschweige denn rechtfertigen würde.

▪▪ Fazit
Der Zeitpunkt, zu dem eine Thoraxdrainage entfernt werden kann, ist nicht allgemeingültig festzulegen. Er hängt ab von der durchgeführten Prozedur, der zugrundeliegenden Erkrankung und dem Therapieziel. Für unkomplizierte pulmonale Standardresektionen gilt: Die Drainage kann entfernt werden, wenn keine Luftleckage mehr vorhanden ist und die Flüssigkeitsproduktion den in der jeweiligen Klinik festgelegten Grenzwert unterschritten hat. Es ist hierbei unerheblich, wie lange die Operation zurückliegt!

12.2 Entfernen der Thoraxdrainage – praktische Vorgehensweise

Immer wieder ist zu beobachten, dass Patienten große Angst vor den vermeintlich im Zusammenhang mit dem Drainagezug entstehenden Schmerzen haben. Fragt man nach, so haben diese Patienten nicht selten negative Erfahrungen gemacht bei der Entfernung von Redon-Drainagen, die unter Sog standen.

Diese Ängste gilt es bei der Entfernung zu beachten und entsprechend auf die Patienten einzugehen.

In der Literatur gibt es keine einheitlichen Empfehlungen dazu, wie eine Thoraxdrainage entfernt werden soll. Der Autor empfiehlt, dass die Drainage bei maximaler Inspiration im Atemstillstand und unter Zuhilfenahme der Bauchpresse entfernt wird – so kann ein intrathorakaler „Überdruck" erzeugt werden. Cerfolio et al. 2013 sind indes der Ansicht, dass die Drainage bei maximaler Exspiration und Atemstillstand entfernt werden soll, da so die wenigsten Komplikationen zu verzeichnen seien. Als wesentliche Komplikation ist in diesem Zusammenhang das Auftreten eines Pneumothorax zu nennen.

Nach Drainagezug wird der Vorlegefaden, sofern vorhanden, geknüpft. Das Aufbringen von Kompressen mit einer relevanten Menge von PVJ-Salbe ist empfehlenswert. Die Salbe kann helfen, die Drainagestelle abzudichten, sie wirkt desinfizierend und – im Falle von Wundrandblutungen – adstringierend und somit blutstillend. Die Kompressen werden mit einem handelsüblichen Pflasterverband fixiert.

Alternativ kann die Drainageinzision mit einem hydrokolloiden Verband verschlossen werden; dieser Verband ist in der Lage, Wundsekret aufzunehmen.

Die früher häufig verwendeten „Dachziegelverbände", bei denen die Inzisionsstelle großflächig mit überlappenden Bahnen roten Pflasters verschlossen wurden, sollten der Vergangenheit angehören. Sie haben keinerlei Vorteile gebracht und waren bei ihrer Entfernung stets sehr schmerzhaft.

Literatur

Baumann M, Strange C, Heffner J, et al. (2001) Management of Spontaneous Pneumothorax. An American College of Chest Physicians Delphi Consensus Statement. Chest 119: 590–602

Bjerregaard LS, Jensen K, Horsleben Petersen R, Hansen HJ (2014) Early chest-tube removal after video-assisted thoracic surgery with serous fluid production p to 500 ml/ day. Eur J Cardio-Thorac 45: 241–246

Bjerregaard LS, Jensen K, Petersen RH, Hansen HJ (2015) Routinely obtained chest X-rays after elected video-assisted thoracoscopic surgery can be omitted in most patients, a retrospective, observational study. Gen Thorac Cardiovasc Surg 63: 465–471

Brunelli A, Beretta E, Cassivi SD, Cerfolio RJ, Detterbeck F, Kiefer T, Miserochi G, Shrager J, Singhal S, van Raemdonck D, Varela G (2011) Consensus definitions to promote an evidence-based approach to management oft he pleural space. A collaborative proposal by ESTS, AATS, STS and GTSC. Eur J Cardio-Thorac 40: 291–297

Cerfolio RJ, Bryant AS, Skylizard L, Minnich DJ (2013) Optimal technique fort he removal of chest tubes after pulmonary resection. J Thorac Cardiovasc Surg 145: 1535–1539

Davies HR, Davies RJO, Davies CWH (2010) Management of pleural infection in adults: British Thoracic Society pleural disease guideline 2010. Thorax 65: ii41–ii53. doi: 10.1136/thx.2010.137000

Linder A (2014) Thoraxdrainagen und Drainagesystem – moderne Konzepte. UNI-MED, Bremen

MacDuff A, Arnold A, Harvey J on behalf of the BTS Pleural Disease Guideline Group (2010) Management of spontaneous pneumothorax: British Thoracic Society pleural disease guideline 2010. Thorax 65 (Suppl 2): ii18–ii31

Thoraxdrainagen
DOI 10.1007/978-3-662-49740-1

ERRATUM

Erratum zu: Thoraxdrainagen

Thomas Kiefer *Hrsg.*

© Springer-Verlag Berlin Heidelberg 2016

Trotz sorgfältiger Erstellung unserer Bücher lassen sich Fehler nie ganz vermeiden. Daher möchten wir auf Folgendes hinweisen:

Das Autorenverzeichnis wurde nachträglich in die Titelei eingefügt.

Die Online-Version des aktualisierten Originalbuches können Sie unter http://dx.doi.org/10.1007/978-3-662-49740-1 finden.

Serviceteil

Stichwortverzeichnis – 124

Stichwortverzeichnis

A

Abdominalorgane, Verletzung 77
Abflussverlegung 18
Abklemmen 87, 101, 120
Ableitung
– von Flüssigkeit 29
– von Gas 22, 25
Abwehrreaktion 90
ACCP 25
Adhäsion 22
Adhäsionskräfte 96
Analgesie
– balancierte 108
– patientenkontrollierte 108
Annaht 66
ARDS 97
Arteriae intercostales 11
Aszites 18
Atelektasen, passive 24
Atemmechanik 14
Aufklärung 61

B

Bakterienfilter 44
Barotrauma 28
Basisanalgesie 108
Bauchpresse 121
Beatmung 103
– mechanische 28
Bedarfsmedikation 91, 108
Behandlungsdauer 98
Belastungsdypnoe 91
Bildgebung 71, 74
Blutung, pleurale 76
Boyle-Mariotte'sches Gesetz 2
Bronchusdefekt 90
Bronchusstumpfinsuffizienz 89
Brustbein 2
BTS 25
Bülau, Gotthard 50
Bülau-Drainage 50
Bülau-Position 60

C

Chirurgie, orthopädische 36
Chylothorax 18, 34, 77, 86
Clotten 101
Compliance 97

D

Dachziegelverband 122
Darmverletzung 77
Daten, objektive 100
Dauerdrainage 44
Dauersog 48, 50, 56
– passiver 60
Delir 116
Demenz 116
Denver-Shunt 35
Desinfektion 92
Desmosomen 14
Diagnostik, präinterventionelle 70
Dichtigkeitsprüfung 88
Diskonnektion 84, 87
Donders-Druck 8
Doppellumenschlauch 53
Drainageabklemmung 72
Drainageanzahl 63, 97
Drainagearten 41, 63
Drainagefehlfunktion 35
Drainagefehlplatzierung 29, 72, 90
Drainagefixierung 73
Drainagelokalisation 71
Drainagematerial 40
Drainagesystem, elektronisches 52, 85, 97, 100, 120
Drainagezug, Zeitpunkt 120
Drainierung, postoperative 36
Dreikammersystem 52
Druck
– Entlastung 23
– intrapleuraler 14–16
– intrapulmonaler 16
– negativer 54
– subatmosphärischer 52
Druckgleichgewicht 16
Druckverhältnisse 15
Durchmesser 63
Dyspnoe 87

E

Einkammersystem 51, 98
Eintrittsstelle 89
– Infektion 90
Einwegventil 48
elastic recoil 96
elektronisches System 52, 85, 97, 100
– Luftleckagen 120

Emphysem, subkutanes Siehe Hautemphysem
Empyem Siehe Pleuraempyem
Enterothorax 77
Entlastungspunktion 23, 31
Ergusslokalisation 23
Erguss Siehe Pleuraerguss
Exspiration 5
Exsudat 33
Exsudation 19

F

Fascia endothoracica 11, 14
Fehlfunktion 35
Fehlplatzierung 72, 90
Fibrinolytika 32
Fibrose, zystische 27
Fistel
– alveolopleurale 53, 86
– bronchopleurale 25–26, 75
Fixationsnaht 64
Fixiersystem 87, 93
Flaschensystem 98
Flow-Werte 100
Flüssigkeit
– Ableitung 29
– Umleitung 23
Flüssigkeitsaustausch 96
Flüssigkeitsfiltration 17
Flüssigkeitsmessung 53
Flüssigkeitsproduktion 120

G

Gas, Ableitung 22, 25
Gasbildung 18
Gefäßchirurgie 36
Gefäße 15
Gefäßverletzung 76
Gesetz von Boyle-Mariotte 2

H

Hämopneumothorax 34
Hämothorax 28, 34
Hautemphysem 72, 90
Hautemphysem Siehe auch Weichteilemphysem
Hautinzision 64

Stichwortverzeichnis

Heberdrainage 48
Heberprinzip 60, 103
Heimlich, Henry 50
Heimlich-Ventil 22, 50
Herzoperation 33, 36
Herzrhythmusstörungen 77
Herzverletzung 76
Huffing 116
Hustentest 102
Hydrokolloidverband 66

I

Incentive Spirometer 115
Indikationsstellung 22
Inspiration 5
Instrumentarium 62
Interkostalarterien 11
– Verletzung 73
Interkostalblockade 110
Interkostalnerven 11, 109
i.v.-PCA 108

J

Jackson-Pratt-Drainage 43

K

Kapillardrainge 43
Koanalgetika 109
Komplikationen 70
Konnektion, Sicherung 87
Kontaktatmung 116
kostosternaler Komplex 5
Kulisseneffekt 64

L

Lagerung 61
Latex 40
Leberverletzung 78
Leckage Siehe Luftleckage
Leitlinien 25
Lidocaingel 112
Ligamentum pulmonale 14
Linea
– axillaris 2
– medioclavicularis 2
– parasternalis 2
– paravertebralis 2
– scapularis 2
– sternalis 2
Linksherzinsuffizienz 32

Lokalisation 60
Luer-Systemansatz 43
Luftleckage 25, 53, 84, 86, 100, 120
Lunge, Rückstellkraft 15
Lungenatelektase 18
Lungenemphysem, bullöses 75, 98
Lungenerkrankung
– chronisch obstruktive 26
– interstitielle 26
Lungenoperation 97
Lungenparenchymfistel 72, 98
Lungenparenchymverletzung 74, 90
Lungenresektion 96
Lungenvolumenreduktion 98
Lymphangiosis 31
Lymphstomata 14–15

M

Magenverletzung 77
Mantelpneumothorax 26
mediastinal shift 103
Medikamentenapplikation 24
Mehrkammersystem 52, 98
Melken 88, 101
Melken Siehe auch Rollern, Strippen
Membrana suprapleuralis 11
Mesothel 7, 14–15
Mesotheliom 33
Messung, intrapleurale 53
Mikrovilli 14
Milzverletzung 78
Missmatch 28
– pleuropulmonales 23
Mobilisierung 86, 91
Mobilität 114
Monaldi, Vincenzo 50
Monaldi-Drainage 50
Monaldi-Position 60
Monitoring-Funktion 22–23, 33, 35
Musculi intercostales externi 6
Musculi intercostales interni 6
Musculi scaleni 5
Musculus pectoralis major 5
Musculus pectoralis minor 5

N

Nadelaspiration 26
nephrotisches Syndrom 32
Nervi intercostales 11
Neurochirurgie 36
Nichtopioid 108
Non-Touch-Technik 92

O

Obliteration 19
Okklusion 88, 90
Opioid 108
– Abhängigkeit 111
orthopädische Chirurgie 36
Ösophaguschirurgie 36
Ösophagusverletzung 76
Oszillation 115

P

Palliativmedizin 117
Paravertebralblockade 110
Parenchymleckage 104, 120
Patientenbefinden 84
Patientenbeobachtung 84
PCA (patientenkontrollierte Analgesie) 108
PDA (thorakale Periduralanästhesie) 109
Pendeltest 85
PEP-System 115
Periduralanästhesie, thorakale 109
Pflasterallergie 93
Pflasterzügel 65
Pflege 84
Physiotherapie 91, 114
Pigtail-Drainage 31
Pigtail-Katheter 44
Pleura 7
– costalis 10
– parietalis 14
– visceralis 14
Pleurae mediastinalis 10
Pleuraempyem 19, 29, 99
– Drainierung 60
– Entstehung 74
– gekammertes 29
– Physiotherapie 116
– Therapieversagen 30
– Zeitpunkt d. Drainageentfernung 85, 120
Pleuraerguss 18
– benigner 32
– exsudativer 19
– gekammerter 60
– großer 62
– maligner 31
– nach Herzoperation 33
– parapneumonischer 29
– sichtbarer 17
– transsudativer 19
Pleurafilm 14, 17

Pleuraflüssigkeit 14, 16–17, 96
– Absorption 18
Pleurakarzinose 18
Pleurakuppel 9
Pleurasekret 85
Pleuraspalt 96
– Management 56
Pleurodese 31, 33, 99, 120
PleurX 32
Pneumonektomie 102
Pneumonektomiehöhle 102
Pneumonie
– postoperative 90
– Prophylaxe 89, 91
Pneumothorax 25, 90, 99, 110
– iatrogener 27
– traumatisch bedingter 28
Polyethylen 40
Polytoxikomanie 111
Polyvinylchlorid 40
Positive-Expiratory-Pressure-System 115
Postperikardiotomie-Syndrom 33
Povidon-Iod-Salbe 121
Probeentnahme 85
Prozedurenset 62
Psyche 91
Punktionsdrainage 43

R

Recessus
– costodiaphragmaticus 9
– costomediastinalis 9
Redon-Drainage 44
Reexpansionsödem 66, 79, 90, 97
Retraktionskraft 16
Ringspülung 63
Rippenfraktur 72
Rollern 88
Rollern Siehe auch Melken, Strippen
Röntgen 121
Rückschlagventil 48
Rückstellkraft, elastische 15, 96

S

Safe triangle 61
Schaufelradprinzip 53
Schlauchverbindung 66
Schmerzen 87, 90, 108
– Einschätzung 89
Schmerzlinderung 108
Schmerztherapie 89

Schonatmung 89
Schwerkraftdrainage 48
Sekretion 84–85, 90
Sekretmanagement 115
Septierung 29
Sibson-Faszie 11
Silikon 40
Silikothorax 74
Siphon 55
Siphoneffekt 51, 86
Sistieren 90
Sog 48
– aktiver 54
– Dauersog 56
– passiver 54
– regulierter 54
– unregulierter 54
Sogquelle 48
Sogsystem 22
Spannungsblasen 93
Spannungspneumothorax 25–26, 28, 72
Spontanpneumothorax 99
– primärer 25
– sekundärer 26
Spüldrainage 32, 34, 63–64
Spül-Saug-Drainage 43
Starlingsches Gesetz 17
Strippen 101
Strippen Siehe auch Melken, Rollern
Sturzgefahr 91
Sulcus costae 5
Surfactant 52
Systemwechsel 87

T

Tabaksbeutelnaht 65
Talkum 31
Talkum-Poudrage 31
Tauchrohr 52
Thoraxapertur 2
Thoraxchirurgie 36
Thoraxtrauma 34
Thoraxwand
– Aufbau 2
– Hämatom 74
Todesangst 92
Transport 86
Transsudat 32
Transsudation 19
Trauma 72
Trokar, Formen 41
Trokardrainage 71
Trokartechnik 60

U

Überwachung 89, 91
Umleitung von Flüssigkeit 23
Undichtigkeit 88
– elektronisches System 120
Unterdruck 54
Unterstützungsbedarf 89

V

Vakuum 54
Vena azygos 11
Verband 65
Verbandswechsel 92
Verletzungen 73
Verstopfung 85
Vitalkapazität 24
Vitalzeichenkontrolle 91
Vorlegenaht 65

W

Wasserschloss 22, 48, 84, 98, 103
Wasservakuummeter 52
Weichteilemphysem 26, 28, 51, 103
Weichteilemphysem Siehe auch Hautemphysem
Wundinfektion 74, 92
Wundverhältnisse 84

Z

Zentralvakuum 52
Zweikammersystem 52
Zwerchfell 7
Zwerchfellhochstand 22, 77

Printed in Dunstable, United Kingdom